FACHVERLAG FRAUND

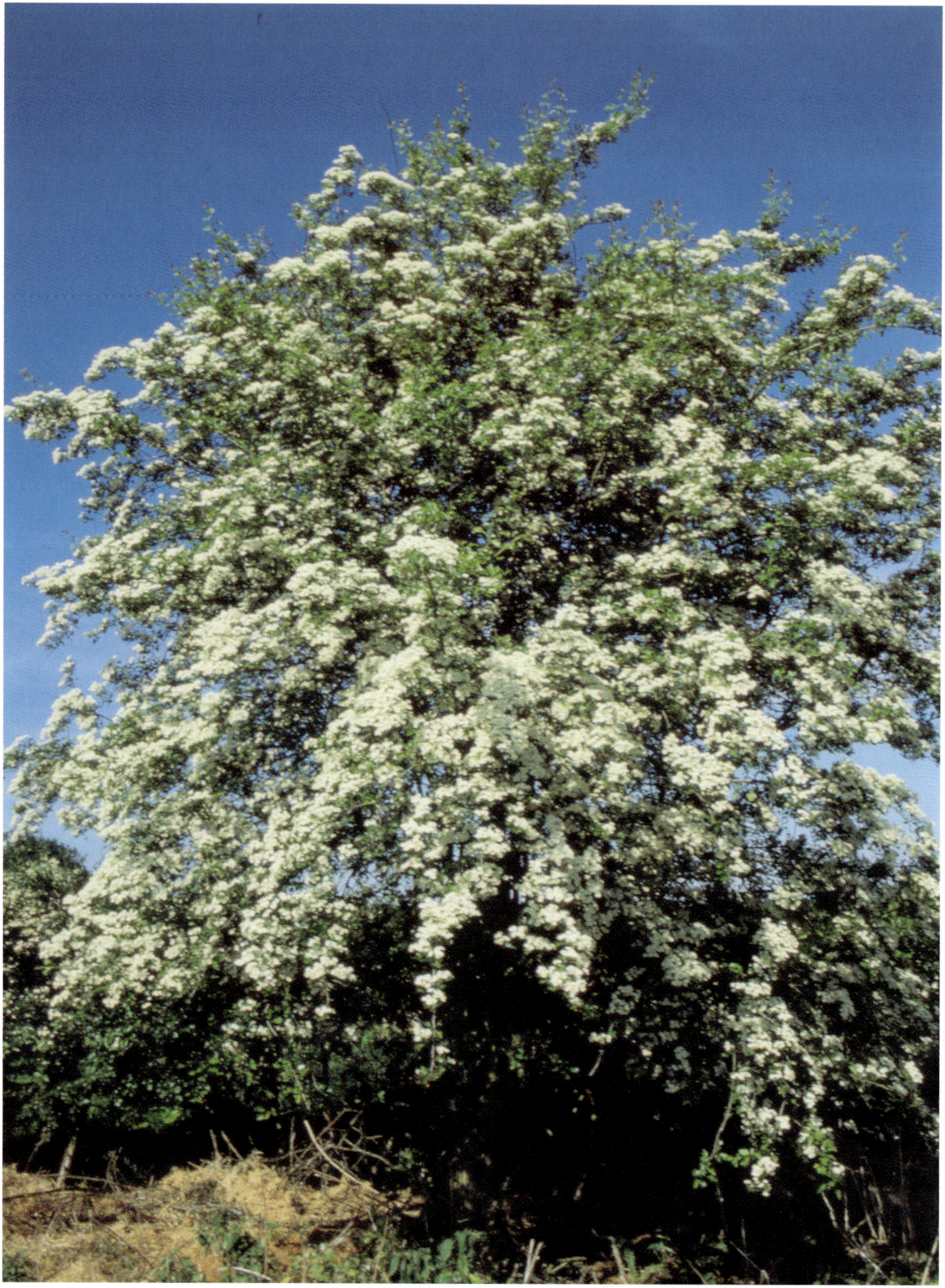

Rita Pilaske

Natürliche Hausapotheke
Weißdorn
Sanddorn

- Botanik und Geschichte
- Naturheilkundliches Wissen
- Medizin, natürliche Kosmetik, Ernährung

Die Deutsche Bibliothek – CIP-Eintragsaufnahme

Pilaske, Rita:
Natürliche Hausapotheke Weißdorn/Sanddorn : Botanik
und Geschichte ; naturheilkundliches Wissen ;
Medizin, natürliche Kosmetik, Ernährung / Rita Pilaske
- 1. Aufl. - Mainz : Fachverl. Fraund,
2002
ISBN 3-921156-59-9

Hinweis:
Das vorliegende Buch wurde sorgfältig erarbeitet. Dennoch erfolgen alle Angaben ohne Gewähr. Weder Autor noch der Verlag können für eventuelle Nachteile und Schäden, die aus den im Buch vorgestellten Rezepten und Informationen resultieren, eine Haftung übernehmen.

Impressum:

1. Auflage 2002

ISBN 3-921156-59-9

An der Brunnenstube 33-35, 55120 Mainz

Druck: Rohr-Druck, Kaiserslautern

Gestaltung und Satz: Jana Kuhnert, Edgar Hemmerich,
Fachverlag Dr. Fraund GmbH

Bildnachweis:
Titel: Reinhard-Tierfoto (1), Rita Pilaske (2)
Rückseite: Reinhard-Tierfoto (1)
Innenseiten: Brunhilde Bross-Burkhardt (2), Reinhard-Tierfoto (2)

S. 2 1/1 (Titel)
S. 74 1/1 (Rücktitel)

Inhalt

Vorwort

Hier, in diesem Buch, sind sie vereint: zwei Sträucher, die unsere Auen, lichten Wälder, Hecken oder Gebüsche besiedeln. Viele offenkundige Gemeinsamkeiten haben sie nicht, außer der orange-roten Farbe ihrer Früchte, den langen spitzen Dornen, dem undurchdringlichen Geäst und ihren geringen Ansprüchen an die Lebensbedingungen. Ihre wichtigste Gemeinsamkeit ist in ihrem Inneren verborgen: ihre Heilkraft.

Zahlreiche Vitamine und Mineralien, essentielle Fettsäuren und Spurenelemente enthält der Sanddornstrauch; mit hochwirksamen Flavonoiden schützt der Weißdorn Herz und Kreislauf. Aber nicht ein einzelner Bestandteil bestimmt die Wirkung einer Pflanze auf den menschlichen Organismus, sondern das Zusammenspiel unterschiedlicher Wirkstoffe, die in ihr enthalten sind. Pflanzen mit ihren Hunderten von Inhaltsstoffen und Begleitstoffen stehen in Synergie mit dem menschlichen Stoffwechselgeschehen: In ihrer Gesamtheit, mit all ihren Wirk- und Begleitstoffen, materiell wie energetisch, korrespondieren sie sozusagen mit jeder Zelle, mit Geweben und Flüssigkeiten ebenso wie mit den Meridianen. Sie gleichen aus; dort, wo Mangel an Fülle herrscht, führen sie ab, wo Mangel an Leere herrscht, führen sie zu und stellen so die göttliche Ordnung wieder her.

Sanddorn und Weißdorn – das sind Sträucher, die auch in unserer Heimat gedeihen, und sie wachsen tatsächlich auch dort, wo sie gebraucht werden. Sie haben derzeit unser Interesse geweckt und unsere Aufmerksamkeit auf ihre Heilkräfte gelenkt.

Ich glaube, dass jede Pflanze, auch der Weißdorn- und der Sanddornstrauch, seit Beginn ihrer Existenz eine Botschaft in sich trägt. Mit diesem Auftrag verharrt sie an ihrem Platz, über Jahrhunderte hindurch, erträgt während der ihr vorbestimmten Zeit Stürme, Kälte, Hitze, Umweltgifte. Sie kann nicht fortgehen, nur ihre Wurzeln sind flexibel, sie suchen in der Erde nach den Nährstoffen, die ihr das Dasein ermöglichen. Manchmal tritt eine Pflanze aus dem Verbund ihrer Mitgeschwister heraus, zum Beispiel, wenn ihre Botschaft vom Menschen entschlüsselt wird und er sich ihrer wertvollen Heilschätze zu bedienen beginnt. Nun, trotz Hochtechnologie haben wir ihre Signale empfangen, und mit Hochtechnologie sind wir fähig, sie zu verstehen. Das vermittelt Sicherheit, Vertrauen und Bestätigung dafür, das Richtige zu tun.

In unserem technisierten modernen Zeitalter braucht der Mensch mehr Stärkung und Schutz, um mit den alltäglichen Anforderungen von Beruf und Familie, mit Erkrankungen oder anderen belastenden Faktoren, beispielsweise aus der Umwelt, zurechtzukommen. Weißdorn und Sanddorn sind 2 starke Helfer zur Vermeidung oder Linderung gerade auch von neuen Krankheiten, den Zivilisationskrankheiten.

Zahlreiche Rezepturen stehen zur Verfügung, um natürliche, heilende, vitalisierende oder stärkende Heilmittel aus den hier vorgestellten Sträuchern herzustellen: kostbare Elixiere, Fluidextrakte, Heilweine, Tees, aber auch Mus und Marmeladen aus Weißdorn und gesunde Mahlzeiten, denen Sanddornsaft beigemengt wurde. Damit der Tag gleich voller Energie beginnen kann, finden Sie auch muntermachende Rezepte wie Müslis oder Shakes mit Sanddornfrüchten. Und nach dem Alltagsstress kann am Abend ein Weißdornblütenbad entspannen und einen erholsamen, ruhigen Schlaf fördern. *Rita Pilaske*

Einleitung Weißdorn

Das Herz gibt allem, was der Mensch sieht und hört und weiß, die Farbe.
Johann Heinrich Pestalozzi

Seine weißen Blüten begrüßen den schönen Monat Mai und strahlen wie bauschige weiße Wolken aus lichten Hecken und Gebüschen; seine kleinen kugeligen Früchte leuchten rot aus den sperrigen, fast undurchdringlichen Zweigen, die mit langen, spitzen Dornen bewehrt sind. Gemeint ist der Weißdornstrauch, der als Heilmittel eine lange Tradition in der Volksmedizin hat.

Weißdorn ist im wahrsten Sinne des Wortes ein Herzensfreund, und wann immer es um Probleme des Herzens geht, kann der Weißdorn mit seinen außerordentlichen Schutz- und Heilkräften menschliches Leid lindern. In diesem Buches geht es insbesondere um seine Wirkung bei der Regeneration und Pflege des Herzens, denn darin liegt seine hauptsächliche Stärke. Weiter werden die Risikofaktoren angesprochen, die zu Herz-Kreislauferkrankungen führen können; und Sie erhalten ebenso Auskunft darüber, wie Sie diese Krankheiten verhindern oder lindern können.

Welche Bedeutung Vorsorge und Pflege gerade für das Herz haben, belegen Studien der Weltgesundheitsorganisation. Krankheiten des Herz-Kreislaufsystems sind nach wie vor die häufigste Todesursache in Mitteleuropa und allen anderen Ländern, in denen der Lebensstandard relativ hoch ist. Während Herzerkrankungen und deren Folgen noch vor Jahren zu den typischen Männerkrankheiten zählten, sind heute ebenso häufig Frauen betroffen.

Betrachtet man die Gesamtheit der Weißdorn-Wirkstoffe, so wird verständlich, weshalb der Weißdorn auch Beschwerden lindert, die auf den ersten Blick in keinem direkten Zusammenhang mit Herz-Kreislauferkrankungen stehen. Unser Herz funktioniert eben nicht als einzelnes, isoliertes Organ, und auch jedes andere Organ ist nur ein kleiner Teil des Ganzen. Indem das Herz das Blut in alle Teile des Körpers pumpt, steht es mit dem gesamten Organismus in Verbindung; gleichzeitig bringt es auch unsere seelische Gefühlslage zum Ausdruck. So wirkt die Heilpflanze Weißdorn denn auch bei Angstgefühlen, Wechseljahresbeschwerden, Nervosität, Schlafstörungen, Konzentrationsschwäche und anderen gesundheitlichen Störungen.

Zur Vorbeugung oder Linderung von Beschwerden dienen zahlreiche altbewährte Heil- und Hausmittel wie Weißdorntinkturen, Fluidextrakte, Heilweine oder Tees, die Sie alle selbst herstellen können.

Weißdornprodukte stellen auch einen Beitrag zur gesunden Ernährung dar; sie sind eben nicht nur vitaminreich, sondern schmecken auch köstlich. Weißdorn als Mus oder Marmelade hat auch heilende Wirkung; in Verbindung mit Vollkorn- und Getreideflockenmüslis, mit Quark und Joghurt können wir täglich die wertvollen Inhaltsstoffe des Weißdorns für unsere Gesundheit nutzen.

Ich hoffe, dass Ihnen der Weißdornstrauch nach der Lektüre dieses Buches in einem neuen Licht erscheint. Halten Sie bei einem Spaziergang gezielt nach den Sträuchern Ausschau, nehmen Sie sich die Zeit zum Sammeln und Ernten und versuchen Sie das eine oder andere Hausmittel. Probieren Sie die leckeren Marmeladen oder nehmen Sie ein entspannendes Bad mit Weißdornblüten. Auf diese Weise sorgen Sie am besten dafür, dass es Ihrem Herzen, der Quelle Ihrer Lebenskraft, noch lange Zeit gut geht.

I. Die Botanik des Weißdorns

1. Standorte und Merkmale des Weißdorns in der Natur

Der Weißdorn (Gattung Crataegus) gehört der großen Familie der Rosengewächse an. Weltweit gibt es viele hundert Weißdornarten; die meisten sind in Nordamerika beheimatet, aber auch in Europa findet man einige Vertreter wie den Eingriffeligen Weißdorn (Crataegus monogyna) und den Zweigriffeligen Weißdorn (Crataegus laevigata). Weißdornsträucher können ein Alter von mehreren hundert Jahren erreichen. Je nach Standort werden sie 5 bis 10 Meter hoch. Vorzugsweise wächst der Weißdorn in lichten Laubwäldern, Hecken, an Böschungen und Wegrändern oder an mäßig sonnigen Gebirgshängen in Höhenlagen bis zu 900 Metern. Wie die meisten Wildsträucher ist er robust und anspruchslos, bevorzugt jedoch lehm- und kalkhaltige Böden und nicht zu feuchte halbschattige Standorte.

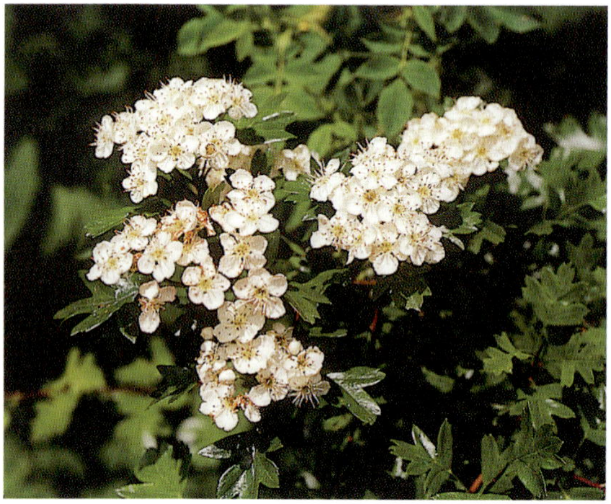

Der Eingriffelige Weißdorn trägt bis zu 2,5 cm lange spitze Dornen. Diese Dornen und seine Blattform unterscheiden ihn von seinem Artverwandten. Die Blätter des Eingriffeligen Weißdorns sind fiederspaltig bis fiederteilig. Mit einer Größe von etwa 3 bis 6 cm Länge sind sie tief eingeschnitten und mit meist 5 bis 7 schmalen spitzen Lappen versehen. Die Blattoberseite ist glänzend und dunkelgrün, die Unterseite etwas heller gefärbt. Die Nebenblättchen sind oft sehr groß. Seine aufrecht stehenden, winzigen Trugdoldenblüten setzen sich aus 5 Kelchblättern, 5 Kronblättern und 15 bis 20 Staubblättern zusammen. Die zarten Blüten entfalten sich je nach Standort etwa ab Mitte oder Ende Mai in überschwänglicher Fülle. Sie stehen an einem leicht behaarten Stängel, sind reinweiß und bedecken den ganzen Strauch. Seine sogenannten Schein- oder Apfelfrüchte leuchten in ziegelroter Farbe aus dem Blattwerk heraus; sie sind länglich geformt und weisen in der Regel nur einen Stein und die Blüte nur einen Griffel auf.

Der ebenfalls dornige Zweigriffelige Weißdorn blüht 14 Tage vor dem Eingriffeligen Weißdorn. Er hat 3-5 cm große Blätter, die im Umriss meist eiförmig, auch verkehrt eiförmig oder fast schon rundlich sein können. In der oberen Hälfte sind sie mit 3 bis 5 einwärts gebogenen, stumpf gezähnten Lappen versehen. Die Blütenstiele dieser Art sind kahl. Aus den weißen bis leicht rosa angehauchten Blüten schauen 2 Griffel hervor. Wie bei allen Rosengewächsen ist der Aufbau der Blüten gleich. Gemeinsam haben sie auch den etwas unangenehmen oder besser gesagt ungewöhnlichen Blütenduft, der durch Trimethylamin hervorgerufen wird. Die Früchte sind kugelig, fleischig und blutrot. In ihnen befinden sich zumeist 2 oder 3 Steinchen.

2. Zur Namensgebung

Die lateinische Bezeichnung „Crataegus“ leitet sich von dem griechischen Wort „krataios“ ab, mit dem Dioskurides um 50 v. Chr. den Strauch benannte. Krataios kann man mit fest und stark übersetzen, was sich auf das feste und harte Holz des Weißdorns bezieht. Wegen dieser Eigenschaft werden auch heute noch aus Weißdornholz Spazierstöcke gefertigt. Der frühere Artenname „oxyacantha“ stammt vom griechischen „oxys“ = Dorn und „acantha“ = spitz und weist auf die natürliche Waffe des Weißdorns hin: seine spitzen Dornen.

Der Volksmund hat den Weißdorn mit zahlreichen Namen bedacht. Mancherorts kennt man ihn als Hagedorn, Hageapfel, Hagöpfeli, Hinzekunzen, Zaundorn, Bibelken, Knickdorn, Sauerrauch, Hägela, Haakäsen, Wipke, Jeepkes, Haweide, oder Mehlfässchen. In England wird er „whitethorn“ oder „hawthorn“ genannt. In Frankreich heißt der Weißdorn „aubépine“, was sich mit „vornehmer Dornenstrauch“ übersetzen lässt.

3. Weißdorn in der Stadt und im Garten

Von den wildwachsenden Weißdornarten wie Crataegus monogyna und Crataegus laevigata gibt es noch zahlreiche Mischformen, sogenannte Hybriden, die häufig als Ziersträucher in Gärten, Fußgängerzonen, Parks oder Anlagen gepflanzt werden. Einige Zuchtformen heben sich mit rosa, fleischfarbenen oder kräftig dunkelroten Röschen hervor, andere wieder mit gefüllten weißen Blüten und dickfleischigen leuchtend roten oder schwärzlichen Früchten.

Der Crataegus laciniata ist solch eine beliebte Zuchtform für den Garten oder öffentliche Anlagen. Er schmückt seine Umgebung mit silbergrauem Laub und auffällig orangeroten Früchten. Ebenso findet der Fünfgriffelige Weißdorn seinen Platz als Zierde von Fußgängerzonen oder öffentlichen Parks. Er besticht durch interessant aussehende, schwärzlich purpurne Früchte. Ebenso schön ist der Schwarzfruchtige Weißdorn oder der Weißdorn Crataegus azarolus, der sich mit kräftig gefärbten, orangeroten bis gelbroten Früchten hervorhebt.

Mit seinen auffälligen Blüten ziert der Crataegus laevigata „Rosea“, der besser als Rotdorn bekannt ist, die städtischen Anlagen, Fußgängerzonen und Gehwege. Diese Art bildet leuchtend rosa Blüten mit kräftig gelben Staubbeuteln. Der Weißdorn „Pauls Scarlet“ mit seinen herrlichen, doppeltgefüllten kirschroten

Blüten und der Weißdorn „Plena“ mit seinen doppeltgefüllten, weißen Blüten bilden eine üppige Pracht.

Wenn Sie Weißdorn im Garten anpflanzen wollen, wählen Sie einen Standort im Halbschatten mit einem leicht feuchten Boden. Als Heckenbepflanzung gemeinsam mit anderen Sträuchern fühlt er sich sehr wohl. Denken Sie bei der Pflanzung daran, dass aus dem anfangs kleinen mit der Zeit ein kräftig ausladender Strauch wird, der einige Quadratmeter Platz beansprucht. Allerdings schadet es ihm auch nicht, wenn Sie ihn im Frühjahr gelegentlich radikal zurückschneiden.

4. Sammel- und Erntetipps

Alten Kräuterbüchern zufolge waren Marmeladen und Gelees aus Schwarzfruchtigem Weißdorn durchaus bekannt und üblich. Nach Dumonts Kräuterenzyklopädie sind auch Blüten anderer Weißdornsorten medizinisch verwendbar. Aber ob sie auch die gleiche herzspezifische Wirkung erzielen wie die hier ausführlich beschriebenen Weißdornarten, ist noch nicht ausreichend erforscht. Beim Sammeln und Herstellen von Weißdornheilmitteln sollten Sie sich nur an die pharmakologisch erforschten Weißdornarten halten.

Wenn wir selbst sammeln, wählen wir einen regen- und nebelfreien Tag. Die beste Tageszeit ist immer der Vormittag, dann ist der Morgentau abgetrocknet und die ganze Kraft liegt in den Früchten, Blüten und Blättern. Heilpflanzen sammeln oder ernten wir nie an stark befahrenen Straßen und auch nicht dort, wo Umweltverschmutzungen vermutbar oder ersichtlich sind. Bevor wir sammeln, erinnern wir uns auch daran, dass es sich um Wildpflanzen handelt, also um Pflanzen, die nicht nur für unsere Bedürfnisse wachsen. Der Weißdorn soll sich fortpflanzen können, denn er ist von großem ökologischen Wert. Igel, Spitzmäuse und andere Kleintiere finden in ihm Unterschlupf und Nahrung. Zahlreiche Vögel, gut 200 Insektenarten, vor allem Zikaden, Rüsselkäfer und Schmetterlingsraupen sind von ihm abhängig.

Weil wir das beim Sammeln nicht vergessen, ist es für uns auch selbstverständlich, dass wir nicht mutwillig Zweige abbrechen oder rundum alles niedertreten. Wir ernten auch kleine junge Bäumchen nicht vollständig ab, sondern verteilen unsere Ansprüche auf mehrere Sträucher.

Weißdornblätter und -blüten werden im Mai abgezupft. Wir ernten die Blätter gemeinsam mit den noch leicht geschlossenen Blüten, sortieren sie jedoch gleich an Ort und Stelle am zweckmäßigsten in getrennten Körbchen oder kleinen Papiertüten. Völlig aufgeblühte Blüten zerfallen sehr schnell in ihre Einzelteile; außerdem sind ihre wertvollen Pollen schon von den Bienen eingesammelt worden. Die Blätter und Blüten finden hauptsächlich Verwendung für Tees und Tinkturen.

Um die Blüten einzuholen, sollte man sich schon frühzeitig einen Strauch aussuchen und den Pflückzeitpunkt gut auswählen. Die zarten duftigen Blüten sind nämlich nicht sehr langlebig und verwelken rasch. Auch heftige Regenschauer oder zu starke Sonneneinwirkung setzen der üppigen Blütenpracht ein schnelles Ende. Nach dem Pflücken breiten wir zu Hause unser Sammelgut zum Trocknen großflächig aus. Am schnellsten trocknen sie auf einem Gestell, das mit Fliegendraht oder einem dünnen Baumwolltuch bespannt ist. Darauf streuen wir die Blüten locker aus, ohne sie dabei zu quetschen oder zu zerdrücken. Halbschattige Räume wie trockene Keller oder Dachböden, in denen ein leichter Luftzug herrscht, eignen sich zum Trocken sehr gut. Bei feuchter Witterung sollten Sie über Nacht die Fenster schließen. Wenn das Wetter es nicht zulässt und der Trocknungsprozess zu lange dauern würde, können wir die Blüten auch im Backofen trocknen. Hierbei sollte eine Temperatur von 35° nicht überschritten werden. Sofern man ein Freund von Mikrowellengeräten ist, können Kräuterteile auch hierin getrocknet werden. Richten Sie sich nach den Anweisungen für ihr Gerät. Durchschnittlich genügen sicher 2-3 Minuten zum Trocknen. Allerdings bin ich persönlich der Ansicht, dass sich durch die Mikrowellen die energetischen Strukturen der Pflanzen wesentlich verändern und dadurch die Synergie mit dem menschlichen Organismus verloren geht.

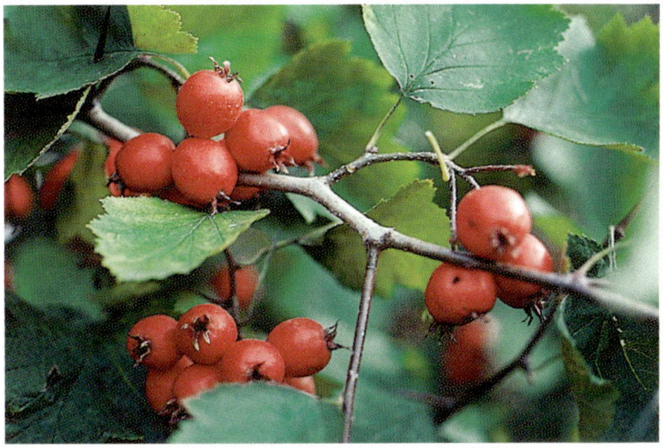

Die Blätter sind nicht so empfindlich wie die Blüten und können auf dem Trockengestell zwischendurch gewendet werden. Sobald sie so trocken sind, dass sie rascheln, wenn sie bewegt werden, können sie in Weißblechdosen oder Braungläsern aufbewahrt werden. Lichtdurchlässige Gläser eignen sich nicht so gut, da durch Lichteinwirkung die Kräuter schnell ausbleichen oder oxidieren.

Denken Sie auch daran, dass Sie beim Verpacken von Pflanzenteilen die Beschriftung nicht vergessen. Vorteilhaft ist ein kleiner Aufkleber mit knappen Stichpunkten, für welche Beschwerden sich das Kraut eignet. Ich finde das sehr praktisch, weil ich für Teemischungen einen direkten Überblick habe und erkennen kann, welche Pflanzenteile zusammenpassen. Ich bewahre grundsätzlich alle Drogenteile getrennt auf und mische sie erst für den jeweiligen Bedarf. Das hat den Vorteil, dass ich auch im Nachhinein andere Teemischungen zusammenstellen kann, die ich zum Zeitpunkt des Sammelns noch nicht vorgesehen hatte. Außerdem bleibt der typische Eigengeruch oder Geschmack der Pflanzenteile unverändert. Die Erntevorräte mit einem Datum zu versehen ist ebenso wichtig, da das Sammelgut durch Einwirkung von Licht, Wärme oder Luft einem enzymatischen Zersetzungsprozess unterliegt und mit der Zeit seine Wirkstoffe verliert. Länger als bis zur nächsten Sammelsaison sollten Sie nichts aufbewahren, von Wurzelteilen einmal abgesehen. Aber die stehen uns beim Weißdorn ohnehin nicht zur Verfügung.

Weißdornbeeren, genau genommen sind es Weißdornfrüchte, sammeln wir im Herbst, etwa von Ende September an.

Die Früchte können im Backofen bei leicht geöffneter Tür und einer Temperatur bis zu maximal 60° trocknen. Die Luftzirkulation ist wichtig, damit die Feuchtigkeit entweichen kann und damit Gärung oder Fermentierung ausgeschlossen wird. Die Beeren lassen sich sehr gut in Leinensäckchen aufbewahren, sofern man sie in einem kühlen, trockenen Raum ohne direkte Sonneneinwirkung aufhängen kann. Zu hohe Luftfeuchtigkeit fördert die Schimmel- oder Fäulnisbildung auf den Früchten, die unsere gesamten Weißdornvorräte verderben würde. In geschlossenen Pappschachteln, getönten Gläsern oder Weißblechdosen überdauern sie ebenfalls sehr gut.

Manchmal weisen die Früchte kleine braune Flecken auf, die wie Rost ausschauen. Wir sortieren diese Früchte aus und nehmen nur die wirklich einwandfreien Beeren für unsere Zwecke.

Hauptsächlich verwenden wir die Beeren jedoch frisch und verarbeiten sie zu Tinkturen oder wir bereiten aus ihnen Gelees, Säfte und Mus zu.

II. Mythen und Geschichte

Wie viele wildwachsende Sträucher hatte auch der Weißdorn in den volkstümlichen Traditionen seine besondere Bedeutung. Schon den keltischen Stämmen war er bekannt. Ihre Priester, die Druiden, nutzten die Kräfte des Weißdorns für Zauberkulte und als Heilmittel.

Der Kult um den Maibaum war in vorchristlicher Zeit weit verbreitet. Zu ihm gehörte die Wahl der Maibaum-Königin; in vielen Regionen war es Brauch, sie mit einem Kranz aus Weißdornblüten zu schmücken. Im antiken Griechenland trug die Braut einen Kranz aus Weißdornblüten. Anderenorts sollte es Glück bringen, wenn die Maienläufer mit Weißdornzweigen singend von Haus zu Haus zogen. Im alten Rom war es Brauch, am 1. Juni Weißdornzweige an den Türen zu befestigen, um krank machende Geister abzuwehren. Rituale mit Weißdornblüten waren dazu gedacht, die Fruchtbarkeit zu fördern und schwangeren Frauen die Geburt zu erleichtern.

In Irland und Schottland galt der Weißdorn als Elfen- oder Feenbaum. Es hieß, wer Frevel an einem Weißdornbaum begehe, werde von den Elfen schonungslos zur Rechenschaft gezogen.

Weißdorn galt auch als Torwächter zur „anderen“ Welt; oft stand er an heiligen Quellen, auf Hügelgräbern oder an Kreuzwegen. Vielleicht wurde er auch wegen des unangenehmen Geruchs seiner Blüten mit den dunklen Seiten, den Abgründen des Daseins in Verbindung gebracht.

Über Jahrhunderte kennt die Volksmedizin den Weißdorn als Heilpflanze. Berühmte Ärzte und Heiler der Antike haben Früchte, Blätter und Blüten als Heilmittel verwendet. Überliefert sind Anwendungen von Dioskurides und Plinius, die beispielsweise Hinweise darauf geben, dass die Früchte des Weißdorns bei Brustfellentzündungen, Milzleiden, Nierensteinen, Menstruationsbeschwerden und Ruhr gebräuchliche Medikamente waren. In dem „New Kreutterbuch“ des Arztes und Botanikers Hieronymus Bock (1498-1554) können wir nachlesen, dass Weißdorn in Form von Umschlägen zur Entfernung von Splittern und Dornen in der Haut, aber auch bei Leibschmerzen verwendet wurde.

Der Arzt Pierandrea Matthiolus (1501-1577) beschrieb in seinem „New Kreutterbuch“ den Weißdorn ebenfalls als Heilmittel bei Ruhr, Nierensteinen und schmerzhafter, zu starker Menstruation. In anderen Heilpflanzenbüchern werden Weißdornbehandlungen bei Lungenerkrankungen, Gebärmutterleiden, Zahnfleischentzündungen und auch als Mittel für Abtreibungen empfohlen.

Zu der Zeit, als Paracelsus (1493-1541) die Signaturlehre aufstellte, nach der Farbe, Gestalt oder Eigenschaften jedes Krautes direkt auf seine Verwendbarkeit hindeuten, erhielt der Weißdorn auch schon herzspezifische Zuordnungen. In diesem Zusammenhang wurden die wie Blut rot gefärbten Früchte mit dem Herzen in Verbindung gebracht.

Seine medizinischen Wirkungen, die speziell auf unser Herz- und Kreislaufsystem bezogen sind, wurden vor etwa 100 Jahren unter anderem durch den irischen Arzt Dr. Green wiederentdeckt. Inzwischen erlebt der beinahe in Vergessenheit geratene Strauch eine Art Renaissance; zahlreiche wissenschaftliche Studien haben die Wirksamkeit des Weißdorns nachgewiesen. Im Jahr 1999 ernannte das Bundesgesundheitsministerium den Weißdorn zur Arzneipflanze des Jahres. Damit nimmt er nun auch in der Schulmedizin den ihm gebührenden Platz unter den Heilpflanzen ein, den er in der Volksmedizin längst hatte.

III. Wirkstoffe des Weißdorns

Weißdorn ist gut fürs Herz; er hat aber noch viel mehr Vorzüge, als auf den ersten Blick sichtbar ist. Denn abgesehen von seinen identifizierten Hauptinhaltsstoffen trägt auch die optimale Kombination seiner zahlreichen Begleitinhaltsstoffe zum Heilgeschehen bei. Mediziner und Pharmakologen sprechen dabei von einer adaptogenen Wirkung. Dabei handelt es sich um pflanzliche Inhaltsstoffe, die nur in wenigen Pflanzen vorkommen und durch ihre besondere Kombination ganzheitlich auf den Organismus wirken, also auch körperliche Beschwerden lindern können, die nicht in direktem Zusammenhang mit Herzerkrankungen stehen.

Durch diesen Effekt und durch die labortechnisch analysierten Weißdornwirkstoffe, darunter vor allem Flavonoide (Flavone, Flavonole), Hyperosid, Quercetin und Vitexinrhamnosid, Vitexin oder Rutin und oligomere Procyanide, wird die Herzleistung wesentlich gesteigert; denn Weißdorn verbessert die Durchblutung der Herzmuskulatur und Herzkranzgefäße. Flavonoide und Procyclidine hemmen die Produktion von ACE, einem Enzym, das das blutdrucksteigernde Hormon Angiotensin fördert. Das Herz reagiert weniger empfindlich auf körperliche Anstrengungen und den daraus entstehenden Sauerstoffmangel. Dank der verbesserten Durchblutung und Erhöhung des Blutsauerstoffes kann sich das überanstrengte, in seiner Leistung geschwächte Herz schon bald erholen. Der Herzrhythmus wird stabiler und die Beschwerden, die man als bradykardiale Rhythmusstörungen bezeichnet, werden gelindert. Diese Rhythmusstörung ist eine krankhafte Verlangsamung des Herzschlags. Organe, Muskeln oder das Gehirn werden nicht mehr genügend durchblutet. Damit sind die Leistungsfähigkeit und auch das Wohlbefinden insgesamt stark beeinträchtigt.

Mit Weißdornpräparaten nehmen wir auch indirekten Einfluss auf den Mineralhaushalt des Herzens und verbessern ebenso die Ernährung der Muskelzellen und deren Fähigkeit, sich zusammenzuziehen. Sobald sich der Herzrhythmus stabilisiert, werden zumeist auch jene Beschwerden gelindert, die auf den ersten Blick gar nicht mit Herz-Kreislaufproblemen in Verbindung gebracht werden. Dazu gehören Kopfschmerzen, Atemnot, Schlafstörungen, rasche Ermüdbarkeit, Beschwerden in der Menopause, Durchblutungsstörungen des Gehirns, Beschwerden des Alterns sowie andere Beeinträchtigungen des allgemeinen Wohlbefindens. Ebenso sollte nach schweren Infektionskrankheiten an die Heilkraft des Weißdorns gedacht werden. Es ist nicht ungewöhnlich, dass während oder nach einer Infektion Schädigungen des Herzmuskels auftreten, die oft erst spät erkannt werden.

Als die wirksamsten Bestandteile des Weißdorns werden die Flavonoide und die oligomeren Procyanidine angesehen. Obwohl die Gesamtheit seiner ineinander greifenden Wirkstoffe (wie biogene Amine, Katechin-Gerbstoffe, Aesculin, Ursol-Oleanolsäure, Crataegussäure, ätherisches Öl, Bitterstoffe, Pektin, Vitamin B und C, Purinderivate und Saponine) den Heilwert ausmachen, ergaben fundierte Studien, dass schon die Flavonoide allein den myokardialen Stoffwechsel positiv beeinflussen und den koronaren Durchfluss begünstigen. Der Begriff „Flavonoide" wird vom lateinischen flavus = gelb abgeleitet. Heute sind etwa 2000 verschiedene Flavonoide bekannt, die unter anderem gefäßabdichtend und harntreibend wirken sowie Herz und Kreislauf stärken. Diese Eigenschaften finden sich auch beim Weißdorn. Dabei sind vor allem Flavonoide wie Hyperosid, Quercetin und Vitexinrhamnosid, Vitexin oder Rutin von Bedeutung. Wird Weißdorn als Heilpflanze gehandelt, so schreiben die Bestimmungen nach DAB9 einen Mindestgehalt an Flavonoiden von 0,7 % vor. Beim Weißdorn gibt es mit diesen Werten keine Probleme; in der Regel liegt ein Gehalt von 1 bis 1,2 % vor.

IV. Weißdorn in der Schulmedizin

Drogenbezeichnung nach dem Deutschen Arzneimittelbuch

Weißdornblüten = Crataegi Flos, Weißdornfrüchte = Crataegi fructus,

Weißdornblätter = Crataegi folium,

Weißdornblätter und -blüten gemischt = Crataegi vom flore

1. Offizielle Anwendungsgebiete – eine Übersicht

Die für Ärzte und Apotheker verbindlichen medizinischen Anwendungsbereiche des Weißdorns sind:

- Nachlassende Leistungsfähigkeit des Herzens mit ihren Anfangsstadien, zum Beispiel Herzschwäche,
- Degenerationserscheinungen am Herzmuskel sowie sklerotische Veränderungen der Herzkranzgefäße,
- Engegefühl in der Brust, Beklemmungen und Druck in der Herzgegend als Warnsignale des Körpers, die für erste Anzeichen oder leichte Formen von Angina pectoris typisch sind,
- das noch nicht Digitalis-bedürftige Altersherz,
- leichte Formen von Herzrhythmusstörungen,
- zur Nachbehandlung bei Herzinfarkten auch in Verbindung mit Digitalispräparaten.

Mit Weißdorn werden also keine akuten oder lebensbedrohlichen Herzerkrankungen behandelt. Bei schweren Herzerkrankungen sind nach wie vor die hochgiftigen, jedoch akut wirksamen und bedeutendsten Herzmittel – so die pflanzlichen Wirkstoffe Digitalis und Strophanthin – angesagt. Digitalis wird aus Fingerhut gewonnen, während Strophanthin aus den Samen tropischer Lianengewächse stammt. Völlig anders als bei diesen Herzmitteln beruht die Wirkung des Weißdorns hauptsächlich darauf, dass er die Herzleistung erhält und das Herz selbst schützt und kräftigt.

2. Weißdorn als Fertigarzneimittel

Der Eingriffelige Weißdorn und der Zweigriffelige Weißdorn gehören zu den pharmakologisch am intensivsten untersuchten und anerkannten Phytotherapeutika. Standardisierte Weißdornarzneimittel werden in rund 100 verschiedenen Präparaten angeboten. An erster Stelle stehen die herzstärkenden Teezubereitungen aus Blättern und Blüten sowie Pflanzen- und Presssaft aus Weißdornfrüchten. Aber auch Fertigarzneien, etwa Mittel gegen Arteriosklerose, enthalten als wichtigsten Bestandteil Weißdorn in Kombination mit weiteren Wirkstoffkomplemalen. Solche Kombinationen sind durchaus sinnvoll, weil dadurch der verzögerte Wirkungseintritt des Weißdornspräparates umgangen werden kann.

Es ist nicht unerheblich, ob Sie ein Weißdornmittel aus Weißdornblüten, aus Weißdornblättern oder aus den Früchten verwenden. Einige Firmen bieten beispielsweise Emaltrakte aus Weißdornblättern und -blüten an, die auf oligomere Procyanidine standardisiert sind. Andere spezialisieren sich auf die Wirksamkeit der Flavonoide.

Weißdornblätter, -blüten oder -früchte werden sowohl als getrocknete Droge für Tees angeboten als auch in Form von Dragees, Kapseln, Tropfen, Film- und Kräutertabletten, Tinkturen, Emaltrakten, Injektionslösungen und als homöopathische Mittel; ebenso finden Sie es als Kombinationsmittel mit anderen Wirkstoffen.

3. Besonderheiten der Weißdorn-Medizin

Möglicherweise liegt es an seiner verzögerten Wirkung, dass der Weißdorn seinen angemessenen Platz in der modernen Kardiologie noch nicht ganz gefunden hat. Wir als Patienten sind an dieser Reaktion nicht ganz unbeteiligt. Bei Beschwerden erwarten wir von dem behandelnden Arzt sofortige Lösungen, und wenn das verordnete Medikament nicht sofort Besserung bringt, verlieren wir das Vertrauen und nehmen es nicht weiter ein.

Wenn wir Weißdornpräparate einnehmen, müssen wir uns dessen bewusst sein, dass Weißdorn in seiner Wirkungsweise niemals radikal in den Stoffwechsel eingreift. Seine Bestandteile entfalten ihre Wirkung erst mit einer gewissen Einnahmedauer. Die Natur kennt keine Eile. Deshalb sollte die Behandlung grundsätzlich mehrere Wochen oder in Intervallen jeweils 3 Monate andauern. Auch wenn Sie sich schon zu Anfang der Therapie besser fühlen, bedenken Sie die Eigendynamik pflanzlicher Arzneien. Jeder Mensch reagiert anders auf sie. Außerdem hängt die Wirkung des Weißdorns in erster Linie von der jeweiligen Grunderkrankung ab.

Weißdornpräparate haben keine unliebsamen Nebenwirkungen. Gerade für Menschen, die längerfristig oder gar ein Leben lang auf die regelmäßige Einnahme herzstärkender Mittel angewiesen sind, ist dies besonders beruhigend. Ebenso wie er sich durch den Langzeiteffekt mit seinen heilsamen Wirkstoffen behutsam in den Organismus einfügt, zieht er sich nach Absetzen der Medikamente vorsichtig aus dem Körper zurück. Das geschieht, ohne dass dabei abrupte oder irritierende Mechanismen ausgelöst würden. Der wesentliche Vorzug gegenüber anderen Präparaten besteht jedoch darin, dass selbst nach Absetzen der Weißdornpräparate der Heileffekt am Herzmuskel sowie in der Durchflussgröße der Koronarien medizinisch noch mehrere Wochen festgestellt werden kann.

Wenn wir noch keine Digitalis-bedürftige Herzerkrankung haben, sondern die Pflege und Erhöhung der Leistungsfähigkeit des Herzens im Vordergrund steht, ist Weißdorn von unschätzbarem Wert. Verlieren Sie also nicht gleich den Mut, wenn die erhoffte Wirkung etwas auf sich warten lässt. Lassen Sie den ausgezeichneten Wirkstoffen des Weißdorns genug Zeit, um Ihre Gesundheit wieder herzustellen. Erinnern Sie sich: Eine erhebliche Anzahl kontrollierter Studien belegen die ausgezeichnete Wirksamkeit von Weißdorn. Haben Sie also etwas Geduld und vertrauen Sie der Wirkungsweise natürlicher Heilmittel.

Zeigt sich allerdings in einem Zeitraum von bis zu 6 Wochen keine Veränderung der Beschwerden, sollten Sie Ihren Arzt darüber informieren. Vielleicht sind dann andere Therapien notwendig.

4. Herzkrankheiten – Ursachen, Vorbeugung und Heilung

Heilung setzt natürlich auch die Bereitschaft voraus, dass wir uns mit den Ursachen der Erkrankung auseinandersetzen und danach fragen, welche persönlichen Risikofaktoren künftig vermindert werden können. Kein Mittel vermag aktives Mitwirken zu ersetzen, und auch ein so ausgezeichnetes Therapeutikum wie Weißdorn kann ohne Ihren eigenen Beitrag zum Heilungsprozess keine Wunder vollbringen.

Risikofaktoren für das Herz

Die umfassende Bezeichnung „Risikofaktor“, die in diesem Buch häufig gebraucht wird, stammt aus der Vorsorgemedizin. Damit wird ausgedrückt, dass es Faktoren bzw. Umstände gibt, die das Risiko erhöhen, an einem bestimmten Leiden zu erkranken. Diese Faktoren verursachen Veränderungen der Herzkranzgefäße, die sich im Laufe der Jahre schleichend herausbilden und dem Herzinfarkt zugrunde liegen. Es sind krankhafte Veränderungen, die sich häufig unter einer Reihe von vermeidbaren Einflüssen entwickeln. Sie lassen sich folgendermaßen zusammenfassen:

- Störungen im Blutbereich und Stoffwechsel
- Steigerung der Blutfettwerte, des Blutzuckers und des Bluteiweißes

- Erhöhung des Fibrinogenspiegels
- Erhöhung der Blutgerinnung oder Bluthamsäure
- chronische Infekte
- erhöhter Blutdruck

Die vermeidbaren Einflüsse sind:

- Alkohol
- Rauchen
- Bewegungsmangel
- physischer sowie psychischer Dauerstress
- Fehlernährung und Übergewicht

Wenn wir einmal genetische und erbliche Faktoren sowie den natürlichen Alterungsprozess außer Acht lassen, erkennen wir, dass die häufigsten Ursachen für Herzerkrankungen in unserem gewohnheitsmäßigen (Fehl-) Verhalten liegen, wobei Stressfaktoren und Ernährungssünden im Vordergrund stehen. Der Lebensstandard in der modernen Industriegesellschaft ist zwar dank des technischen Fortschritts sehr hoch, doch er fordert auch seinen Tribut: Viele Menschen haben ihre Belastungsgrenze erreicht und erkranken infolge der kräftezehrenden Einflüsse, denen sie täglich ausgesetzt sind. Nicht umsonst zählen Herz-Kreislauf-Erkrankungen zu den sogenannten Zivilisationskrankheiten. Studien der Weltgesundheitsorganisation belegen, dass Krankheiten des Herz-Kreislauf-Systems die häufigste Todesursache in den westlichen Industrieländern sind. Da wir den strapaziösen Einflüssen unserer Umwelt nur schwer ausweichen können, ist es von größter Bedeutung, wie wir mit den gegebenen Belastungen umgehen. Wenn wir unsere Gesundheit durch falsche Ernährung, Genuss- und Aufputschmittel, ungenügende Entspannung, wenig Schlaf und mangelnde Bewegung zusätzlich untergraben, müssen wir uns darüber im Klaren sein, dass dies auf Dauer nicht gut gehen kann.

Risikofaktor Stress

Stress ist nach wie vor einer der Hauptrisikofaktoren für Herz-Kreislauf-Erkrankungen. Es gibt Menschen, denen Stress nichts ausmacht, die unter Bedingungen, bei denen andere längst überfordert sind, erst richtig aufblühen. Sie brauchen ständige Aktivitäten, Müßiggang ist für sie verschwendete Zeit. Andere Menschen schätzen überschaubare, ruhige Aufgabengebiete und festgesetzte Regeln in ihrem Tagesablauf. Sobald etwas ihren routinemäßigen Rhythmus ins Wanken bringt, sind sie krankmachenden Stressfaktoren ausgesetzt. Das hat damit zu tun, dass bei Stresssituationen Stresshormone (wie z.B. das in der Nebenniere produzierte Adrenalin) freigesetzt werden, die über das Blut zu den Organen transportiert werden. Das versetzt den Organismus in ständige Alarmbereitschaft, so als würde sich der Körper auf einen Kampf oder einen Angriff vorbereiten müssen. Die Folge ist, dass die Stresshormone den Herzschlag aktivieren sowie Atmung und Muskulatur beeinflussen. Dabei nimmt der Sauerstoffbedarf des Herzens zu, der Blutdruck steigt an, die Blutfettwerte gehen in die Höhe und der Zuckerstoffwechsel ist irritiert. Wenn wir kein Gleichgewicht zwischen Stress und Erholung finden, steuern wir durch permanente Anspannung und anhaltende Überbelastung der Organe geradezu in Krankheiten hinein. Mögliche Folgen sind Magengeschwüre, Rheumatismus, Depressionen, Herz-Kreislauf-Störungen oder auch die immer häufiger als Stressfolge auftretenden Tinnitus-Ohrgeräusche.

Was tun gegen Stress?

Grundsätzlich müssen wir wissen, dass alle stressauslösenden Faktoren Einwirkungen unserer Umgebung sind. So merkwürdig es auch klingt, dabei spielt letztendlich keine Rolle, ob die Wirkung auf unseren Organismus positiver oder negativer Natur ist. Alle emotionalen Reaktionen wie Ärger, Verzweiflung, Wut, aber auch Freude und Liebe haben körperliche und seelische Reaktionen zur Folge. Wir haben alle schon erlebt, dass wir beispielsweise vor Glück oder Furcht Herzklopfen bekamen, sich unser Gesicht vor Scham oder freudiger Erregung rötete oder beispielsweise die Hände feucht wurden. Erst die Summierung und die Permanenz der Stressfaktoren machen krank.

Gehen Sie den Dingen auf den Grund! Rekonstruieren Sie Ihren Tagesablauf. Entdecken Sie, was Sie am meisten in Stress versetzt. Hinterfragen Sie bis ins kleinste Detail, welches Ihr individueller Stressauslöser ist und überlegen Sie, wo die konkreten Ursachen in Ihrer Lebensführung, in Ihrem Umfeld liegen und was Sie daran ändern oder vermeiden könnten.

Es nützt nichts, nur zu wissen, dass man an seinen Gewohnheiten etwas ändern sollte. Es hilft nicht weiter, die guten Vorsätze halbherzig anzugehen oder sich selbst etwas vorzumachen, nur weil Veränderungen unbequem sind. Wenn wir bereit sind, uns auch Dinge vor Augen zu halten, die wir lieber weit von uns schieben oder nicht gerne angehen, ist schon viel geschafft. Dann wird uns vielleicht auch bewusst, dass es häufig die vielen Kleinigkeiten sind, die uns überfordern, die uns in Ärger versetzen oder heftig in Rage bringen.

Wenn Sie wollen, nehmen Sie einmal Papier und Stift zur Hand und schreiben Sie auf, was Sie kränkt, belastet, nervt oder ärgert und überlegen Sie, wie Sie solche nervenaufreibenden Reaktionen ändern können. Entwickeln Sie für sich Strategien, wie Sie Ihren persönlichen Stress vermindern oder wenigstens entschärfen können. Versuchen Sie, wenn notwendig, Ihr Leben so einzurichten, dass Sie es besser verkraften können und dass weder Freude noch Leid die Reizschwelle überstrapazieren. Es ist unmöglich, immer gut gelaunt und fit zu sein oder den Gipfel des Glücks dauerhaft festzuhalten. Wenn wir erkennen, dass das Leben nicht nur aus einer Kette positiver Ereignisse bestehen kann, akzeptieren wir auch leichter unangenehme Dinge, ohne dabei in ständiger Anspannung zu stehen.

Beginnen Sie, mit einfachen, kurzfristig umsetzbaren Veränderungen Ihr Leben positiver zu gestalten. Machen Sie beispielsweise eine Gewohnheit daraus, vor dem Zubettgehen eine Teemischung mit Weißdorn zuzubereiten, die zur Entspannung beiträgt und das Herz-Kreislauf-System stabilisiert. Oder rücken Sie Ihrem Stress mit Spaziergängen zu Leibe, die Sie nach und nach weiter ausdehnen.

Auch wenn es schwer fällt, Gewohnheiten zu verändern: um vital zu bleiben oder um seinen Gesundheitszustand wiederherzustellen, tut es gut, wenn Sie sich an folgenden Richtlinien orientieren:

- Sorgen Sie so oft wie möglich für eine ausgewogene Ernährung mit faserstoffreicher Kost.
- Reduzieren Sie den Salz- und Zuckerkonsum.
- Reduzieren Sie gesättigte (tierische und raffinierte) Fette. Verwenden Sie stattdessen mehr Pflanzenmargarine und kaltgepresste Öle.
- Vermeiden Sie stark fetthaltige Speisen, tierische Eiweißüberschüsse und Fast-Food.
- Meiden Sie ungewohnte körperliche Anstrengungen wie Leistungssport.
- Trainieren Sie Ihren Körper Ihrem Alter und Ihren Belastungsgrenzen entsprechend.
- Vermindern Sie, wo immer es möglich ist, anhaltende Stressfaktoren.
- Gönnen Sie sich viel öfter Bewegung an der frischen Luft.
- Verzichten Sie auf Alkohol und Rauchen.
- Versuchen Sie bei Übergewicht, Ihr Gewicht zu reduzieren.

Wer bereits an Stressreaktionen leidet, sollte lernen, seine persönliche Belastungsgrenze zu erkennen und sich nicht an Maßstäben anderer zu orientieren. Sie geraten sonst schnell in einen Teufelskreis: Sie versuchen, Ihren Stress mit "Nervennahrung" zu kompensieren; der Kaffeekonsum steigt, Schokolade und andere Süßigkeiten gaukeln dem Organismus kurzfristig Glücksgefühle, Vitalität und Wachheit vor. Wenn dann noch Zigaretten und Alkohol hinzukommen, ist das auf Dauer Gift für das Herz, für die Leber und das Gehirn. Außerdem riskieren

Sie die Verkalkung der Gefäße, wodurch die Durchblutung des Herzens maßgeblich beeinträchtigt wird.

Also: Setzen Sie Prioritäten! Allem und jedem kann man nicht gerecht werden. Alles kann man nicht auf einmal schaffen, muss man auch nicht. Wir sollten uns jedoch über unsere realen Möglichkeiten und Grenzen Gedanken machen. Auch nach einem Infarkt oder einer Operation am Herzen sollten Sie als Betroffene nicht resignieren oder sich in zusätzliche Ängste hineinsteigern. Sie müssen zwar Ihre Lebensführung neu bedenken und Ihr Leben anders als gewohnt einrichten, aber es geht auch wieder aufwärts. Vertrauen Sie darauf, dass auch ein nicht mehr ganz gesundes Herz noch viele Kraftreserven hat. Haben Sie ein wenig Geduld mit Ihrem erkrankten Herzen und gestehen Sie ihm die notwendige Zeit zur Regeneration zu.

Bei seelischen Problemen und Krisen sollten Sie sich nicht scheuen, Hilfe von psychologisch geschulten Menschen anzunehmen. Jeder kann in Situationen kommen, in denen er Rat und Beistand braucht. Kümmern Sie sich nicht um die Reaktionen anderer oder um das, was andere von Ihnen denken oder von Ihnen erwarten. Viel wichtiger ist die Sorge um Ihre Gesundheit; sie sollte Ihnen zuallererst am Herzen liegen.

Grenzen und Möglichkeiten bei Herzerkrankungen

Wenn ein so lebenswichtiges Organ wie das Herz krank wird, ist die Gesundheit meistens mehrfach beeinträchtigt. Gleichzeitig stellen sich dem Patienten viele Fragen: Was darf, was sollte er tun? Wie wird es künftig weitergehen?

Die alte Regel, dass Herzpatienten sich nicht zu viel zumuten sollten, bedeutet nicht, dass sie sich nun rigoros schonen müssen. Sprechen Sie mit Ihrem Arzt. Er wird Sie gut beraten und – falls Ihre Erkrankung es zulässt – ermutigen, mit einem Körpertraining zu beginnen, das Ihrem Zustand und Ihrem Alter angemessen ist.

Ganz auf die Möglichkeiten und Bedürfnisse von Herzpatienten abgestimmt ist das Programm von Reha-Trainings- oder Koronarsportgruppen, über das Ihre Krankenkasse Sie informieren kann.

Welche Sportarten für Sie in Frage kommen, hängt von der Grunderkrankung ab, aber auch davon, ob Sie vor der Erkrankung sportlich aktiv waren.

Nicht zu unterschätzen sind die seelischen Auswirkungen einer Bewegungstherapie. Viele Übungen machen einfach Spaß, und gerade bei Bewegung in der freien Natur stellt sich wieder Optimismus und Lebensfreude ein. So legt sich allmählich die Angst, bei alltäglichen Belastungen erneut Herzstörungen zu erleiden. Durch gezieltes Training wächst das Vertrauen in den eigenen Körper, und der Patient lernt, seine Möglichkeiten und Grenzen allmählich wieder richtig einzuschätzen. Diese Grenzen sind keineswegs starr und können sich im Laufe des Trainings erweitern.

Falls es Ihnen bisher schwer gefallen ist, das richtige Verhältnis von Anspannung und Entspannung zu finden, helfen Ihnen vielleicht bewährte Entspannungstechniken. Die Krankenkasse oder auch Selbsthilfegruppen können Ihnen Adressen von Kursen nennen, in denen Sie an autogenem Training, progressiver Muskelentspannung oder verschiedenen Atemübungen und Meditationen teilnehmen können.

Risikofaktor falsche Ernährung

„Die ganze Welt ist eine Apotheke. Unsere Lebensmittel sollen unsere Heilmittel und unsere Heilmittel sollen unsere Lebensmittel sein." (Paracelsus)

Dieser Spruch hat auch heute noch Gültigkeit, denn eine ausgewogene Ernährung mit allen Vitalstoffen wie Vitaminen und Mineralien liefert dem Körper alles, was er braucht.

Durch fehlerhafte Ernährungsgewohnheiten kann es in den Arterien und besonders an den Wänden der Herzkranzgefäße zu Ablagerungen kommen. Sie bestehen überwiegend aus Eiweißstoffen und verschiedenen Blutfetten wie Triglyceriden und Cholesterin. Im Volksmund nennt man diese Ablagerungen „Verkalkung", in der Medizin werden sie als Arteriosklerose bezeichnet. Wenn diese Fett- und Kalkablagerungen zu einer Einengung führen und die Durchblutung des Herzens beeinträchtigen, spricht man von koronarer Herzkrankheit. Solche Einengungen vermindern die Blutzufuhr und somit die lebensnotwendige Sauerstoffversorgung der Herzmuskelzellen. Der Sauerstoffmangel (auch Hypomalie genannt) kann erhebliche Schmerzen verursachen, die sich als Stechen oder Brennen äußern und als Druck- oder Engegefühl wahrgenommen werden. Der Schmerz kann bis in Arme, Rücken, Oberbauch oder Unterkiefer ausstrahlen.

Wenn das Herz seinen Aufgaben nicht ausreichend nachkommen kann, wirkt sich das auch auf andere Organsysteme aus. Die Nieren, die den Wasser- und Salzhaushalt des Körpers steuern, versuchen beispielsweise den vermeintlichen Mangel an Blutflüssigkeit auszugleichen; dadurch bleiben Wasser und Salze vermehrt im Körper zurück, die sich dann in Form von Ödemen bemerkbar machen können. Durch die Zunahme des Flüssigkeitsvolumens und den durch die Salze bedingten Blutdruckanstieg wird das Herz zunehmend belastet und in seiner Funktion geschwächt.

Auch Weißdorn hat seine Grenzen und kann nicht alle Sünden ausgleichen. Damit unser Herz vital und leistungsstark bleibt, sollten Sie versuchen, möglichst viele Risikofaktoren auszuschalten. Seit längerem ist bekannt, dass eine falsche oder einseitige Ernährung das Auftreten von Herz-Kreislauf-Erkrankungen fördert, eine ausgewogene und vernünftig zusammengestellte Ernährung die Gefahr hingegen verringert. Trotzdem ist den wenigsten Menschen bewusst, dass der Körper sich nur aus dem Material aufbaut, das wir ihm mit der Nahrung zur Verfügung stellen.

Die Art, wie wir uns ernähren, die Zubereitung und Zusammenstellung der Nahrung sind ein Teil unserer Kultur und Ausdruck unserer Lebensphilosophie. Das macht Veränderungen nicht einfach. Der Spruch „Essen wie bei Muttern" gilt immer noch als Qualitätsmerkmal und zeigt, dass Ess- und Trinkgewohnheiten häufig bis in die Kindheit zurück reichen. Warum soll man auf einmal all das ändern, was früher als gut und gesund galt?

Epidemiologen haben festgestellt, dass die Kost in den Mittelmeerländern eine ideale Voraussetzung für eine hohe Lebenserwartung darstellt. Ernährungsbedingte Erkrankungen kommen in diesen Ländern wesentlich seltener vor als in Mitteleuropa. Verzehren Sie also viel Obst und rohes Gemüse, beispielsweise in Form von Salaten, die ja in den Mittelmeerländern Bestandteil jeder Hauptmahlzeit sind. In frischem Gemüse und jeder Frucht sind viele Vitamine, Spurenelemente, Mineralien und Ballaststoffe enthalten, die für unsere Gesundheit entscheidend sind. Es ist heute längst kein Geheimnis mehr: Nur in frischen Lebensmitteln steckt die Kraft der Elemente, Kraft, die unsere Lebensenergie stärkt, belebt und schützt.

Faserstoffe fördern die Gesundheit

Ballaststoffreiche Mahlzeiten verringern das Risiko eines Herzinfarktes und tragen zur Senkung des Cholesterinspiegels bei. Besonders das Pektin der Äpfel und Beerenfrüchte, Haferkleie und Faserstoffe aus Hülsenfrüchten haben einen Cholesterin senkenden Effekt. Eine Faserstoffration von wenigstens 30 g pro Tag kann bereits vielen ernährungsbedingten Krankheiten vorbeugen.

Hinweis

5. Anwendungsbereiche der Weißdornmedizin

Die NYHA (New York Heart Association) hat vier unterschiedliche Schweregrade der Herzinsuffizienz unterschieden: Im Stadium I nimmt der Patient Beschwerden noch nicht bewusst wahr. Im Stadium II verspürt der Patient bei stärkerer körperlicher Anstrengung Beschwerden. Im Stadium III zeigen sich bereits bei leichter körperlicher Belastung Beschwerden. Im Stadium IV hat der Patient auch im Ruhezustand Beschwerden.

Weißdorn bei leichten Formen von bradykarden Herzrhythmusstörungen

In der Monographie der Kommission E im (mittlerweile aufgelösten) Bundesgesundheitsamt lesen wir über das Anwendungsgebiet der Weißdornwirkstoffe in Bezug auf Blüten und Blätter: Sie sind wirksam bei nachlassender Leistungsfähigkeit des Herzens, entsprechend den Stadien I und II nach NYHA, sowie bei Druck- und Beklemmungsgefühlen in der Herzgegend bei noch nicht Digitalisbedürftigen Altersherzen und bei leichten Formen von bradykarden Herzrhythmusstörungen, d.h. bei langsamer Herzschlagfolge.

Weißdorn zur Vorbeugung von Degenerationserscheinungen

Degenerationserscheinungen am Herzmuskel und sklerotische Veränderungen der Herzkranzgefäße mit mangelhafter Durchblutung sind Beschwerden, unter denen zumeist ältere Menschen leiden. Das ist zumindest die allgemein übliche Vorstellung. Zunehmend sind aber auch jüngere Menschen betroffen. Auch bei ihnen können Abnutzungserscheinungen wie nervöse Störungen, Schwindel sowie Kreislaufschwäche bei seelischer oder körperlicher Beanspruchung spürbar werden. Das deutet darauf hin, dass die sogenannten Aufbrauchkrankheiten, also die Beschwerden des Älterwerdens (zu denen auch die Arteriosklerose zählt), nicht unbedingt von der Zahl der Lebensjahre abhängig ist.

Um bei Arteriosklerose die Versorgung der Herzkranzgefäße zu verbessern, eignen sich Weißdornpräparate gut. Hier kommen wieder die adaptogenen Naturstoffe ins Spiel, aber auch der Wirkstoff Rutin, der die verhärteten, brüchig gewordenen Gefäßwände abdichtet und gleichzeitig viele Begleiterscheinungen lindert.

Mit Weißdorntee oder Weißdorntinkturen haben Sie ein ausgezeichnetes Mittel zur Hand, um die Leistungen des Herzens zu unterstützen und Abnutzungserscheinungen vorzubeugen. Besonders wenn im Anfangsstadium der Beschwerden Weißdornpräparate angewendet werden, kann sich schon bald eine Steigerung der körperlichen Belastbarkeit einstellen. Dank der vermehrten Durchblutung und Sauerstoffzufuhr des Gehirns wird sich auch die Leistungskraft des Gedächtnisses erhöhen und die geistige Konzentration und Merkfähigkeit werden wieder zunehmen. Die Weißdorninhaltsstoffe kommen auch Menschen zugute, die aufgrund einer Herz-Kreislaufschwäche an quälenden Kopfschmerzen leiden.

Weißdorn zur Beseitigung von Unruhe und seelischen Spannungen

Innere Unruhe und Nervenschwäche gehen oft mit Angstgefühlen, Herzklopfen, Herzstichen, Beklemmungen, Schwindel und Schlaflosigkeit einher. Auch wenn die Betroffenen sich nicht in akuter Gefahr befinden, sollten ihre Symptome dennoch ernst genommen werden. Sobald anhaltende innere Spannungen oder seelische Konflikte zu Angstzuständen führen oder das Lebensgefühl beeinträchtigen, können Tees, Tinkturen oder Bäder aus Weißdorn sehr hilfreich sein. Das ist besonders zu Anfang der Beschwerden zu empfehlen, damit nicht Herzrhythmusstörungen, Herzklopfen oder Atembeschwerden als Folgen im körperlich-seelischen Bereich manifest werden. Weißdorn kann auch Menschen helfen, die nachts nicht zur Ruhe kommen, die übernervös sind und unter Erschöpfungszuständen oder Kreislaufbeschwerden leiden.

Bei besonders intensiven Angstzuständen, die an bestimmte Objekte oder Situationen gebunden sind, spricht der Arzt von Phobien. Neben Gesprächstherapien oder Entspannungsübungen wie autogenem Training sind Weißdornpräparate und auch gemischte Kräutertees hier eine wertvolle Hilfe.

Weißdorn bei Wechseljahresbeschwerden

Frauen, die unter den hormonellen Umstellungen während der Wechseljahre leiden, haben mit der Arzneipflanze Weißdorn ein natürliches Therapeutikum zur Verfügung. Befindlichkeitsstörungen, die auch als „fliegende Hitze“ oder Hitzewallungen mit Schweißausbrüchen bekannt sind, resultieren zumeist aus Unregelmäßigkeiten des Herz-Kreislaufsystems. Viele Frauen greifen während dieser Lebensphase gerne zu Weißdorntee, Weißdorntinkturen oder trinken täglich Teemischungen mit Weißdorn, um die Beschwerden zu verringern.

Bisher ist es noch unklar, warum Herzerkrankungen bei Frauen während oder nach den Wechseljahren zunehmen. Es wird angenommen, dass dies mit der Abnahme der Östrogenproduktion in der Menopause zusammenhängt. Ob eine Hormontherapie mit Östrogenen einen wirksamen Schutz vor Arteriosklerose und Herzinfarkt bietet, ist noch nicht endgültig bewiesen. Um diese Risikofaktoren zu vermindern, kann auch zur Vorbeugung Weißdorn angewendet werden.

Im Sinne der Naturheilkunde bieten sich verschiedene Therapiemöglichkeiten mit pflanzlichen Präparaten an, die die Beschwerden des Klimakteriums lindern; beispielsweise Weißdorn, Traubensilberkerze, Nachtkerzenöl, Hopfen, Passionsblume, Mistel, Herzgespann, Salbei u.a.. Wichtig sind ferner seelische Ausgeglichenheit, eine gesunde Lebensführung und die richtige innere Einstellung zu diesem neuen Lebensabschnitt.

Weißdorn bei Bluthochdruck (Hypertonie)

Bluthochdruck hat in besorgniserregendem Maße zugenommen; in der Bundesrepublik leiden etwa 10 Millionen Menschen an dieser Krankheit. Die Symptome können unbemerkt bleiben oder in unterschiedlichen Beschwerden zum Ausdruck kommen: Schwindel, Herzklopfen, Herzdruck, Herzschmerzen, Kopfweh, Leistungsschwäche, Sehstörungen, Schlafstörungen oder ein gerötetes Gesicht können Bluthochdruck anzeigen. Je höher der Blutdruck steigt, desto mehr muss das Herz leisten. Das aber ist aufgrund seiner Schwäche nicht mehr möglich; so ziehen sich die Blutgefäße zusammen und der Blutdruck steigt weiter in die Höhe. Die Arterien der Herzkranzgefäße, der Nieren- und Hirngefäße werden mit der Zeit überbeansprucht; es kann zu Herzschwäche oder gar zu Herzversagen kommen.

Weißdornglykoside stärken die Herzkranzgefäße. Das Herz wird besser durchblutet und erhält mehr lebensnotwendigen Sauerstoff. Obwohl der Blutdruck nicht direkt gesenkt wird, erhöhen die Wirkstoffe des Weißdorns die Leistungsfähigkeit des Herzens. Auf diese Weise nimmt der Weißdorn regulierend Einfluss auf den Blutdruck und die Pulsfrequenz. Das kommt nicht nur den Herzkranzgefäßen, sondern allen Blutgefäßen des Körpers zugute und kräftigt auf unschädliche Weise das allgemeine Leistungsvermögen.

Kombinationspräparate, z.B. Weißdorn mit Mistel, bieten zusätzliche Hilfe.

Hinweis

Der Blutdruck wird in 2 Werten angegeben. Der obere Wert (systolischer Blutdruck) ist der Druck, der in den Blutgefäßen herrscht, während das Herz pumpt; der untere Wert (diastolischer Blutdruck) ist der Druck in der Entspannungsphase des Herzens. Der obere Wert sollte nicht über 140 mmHg, der untere Wert nicht über 90 mmHg liegen. Die Messwerte (mmHg) zeigen die Kraft an, die einer 140 mm hohen Quecksilbersäule das Gleichgewicht hält.

6. Bewährte Standardrezepte

Weißdornpräparate sind bei leichter Herzleistungsschwäche sehr wirkungsvolle Mittel. Wie wir bereits wissen, steigern sie die Kraft und Durchblutung des Herzmuskels, der Herzkranzgefäße und entlasten das Herz bei seiner Arbeit. Um therapeutisch nachweisbare Erfolge zu erzielen, wird davon ausgegangen, dass generell ein Mindestgehalt von 5 Milligramm der Weißdorn-Wirkstoffkombination erforderlich ist. Dieser Wert ist im Vergleich zu anderen Mitteln wirklich sehr gering, hat sich jedoch, wie langjährige Studien zeigen, als optimal erwiesen. Selbst wenn Sie Weißdorn höher als angegeben dosieren, wirken seine Inhaltsstoffe nicht schneller oder besser. Überschüssige Wirkstoffmengen werden vom Körper einfach abgebaut und ungenutzt ausgeschieden. Viel wichtiger als eine hohe Dosierung ist eine regelmäßige und längerfristige Einnahme.

Weissdorntee

Dieser Tee führt zur Entlastung des überbeanspruchten Herzens und hilft bei Herzbeschwerden in jedem Alter.

2-3 EL getrocknete Weißdornblüten, evtl. mit Blättern gemischt

▽ Zubereitung:

Die getrockneten Blüten und zerkleinerten Blätter übergießen Sie mit 1/2 l kochendem Wasser. Anschließend lassen Sie den Tee 10 Minuten abgedeckt ziehen und filtern ihn dann durch.

○ Dosierung:

Trinken Sie 3 Tassen täglich, als Kur 3-4 Monate lang.

Weissdornfrüchtetee

Der Weißdornfrüchtetee hat sich bei Schlaflosigkeit, Beklemmungsgefühl und Atemnot bewährt.

3-4 EL Früchte

▽ Zubereitung:

Bedecken Sie die Weißdornfrüchte mit 1/2 l kaltem Wasser und lassen Sie sie über Nacht stehen. Am anderen Morgen erwärmen Sie den Tee kurz.

○ Dosierung:

Trinken Sie 3 Tassen täglich, als Kur 3-4 Monate lang.

Gurgellösung

Diese Weißdornzubereitung hat bei Mundentzündungen gute Wirkung gezeigt.

20 g Weißdornfrüchte

Zubereitung:

Sie zerdrücken die Weißdornfrüchte ein wenig, lassen sie mit 1 l Wasser kurz aufkochen und 15 Minuten ziehen. Danach sieben Sie die Flüssigkeit durch.

Dosierung:

Bei Entzündungen im Mund mehrmals täglich damit gurgeln.

Weissdornbad

Ein Weißdornbad fördert das gesamte Wohlbefinden. Wenden Sie es zur allgemeinen Stärkung sowie bei Herz-Kreislauf-Erkrankungen oder Stress an.

1 kleine Hand voll Weißdornblätter

1 kleine Hand voll Weißdornfrüchte

Zubereitung:

Die Weißdornfrüchte leicht zerdrücken, zusammen mit den Blättern in 2 l Wasser kurz aufkochen und danach 15 Minuten abgedeckt ziehen lassen. Anschließend filtern Sie den Auszug und geben ihn zum Badewasser.

Hinweis

Baden Sie bei Herz-Kreislauf-Erkrankungen nur lauwarm und bleiben Sie mit dem Herzbereich über dem Wasserspiegel.

Weissdornblütenbad

Ein Weißdornblütenbad wirkt sich über das vegetative Nervensystem wohltuend auf die Herz-Kreislauffunktion, auf Nerven, Haut und alle Sinne aus.

2-3 Hand voll Weißdornblüten

Zubereitung:

Die Weißdornblüten mit 1 l kochendem Wasser übergießen und 15 Minuten abgedeckt ziehen lassen. Anschließend filtern Sie das Ganze und geben den Auszug zum Badewasser.

Pflanzensäfte gehören in der Naturheilkunde zu den sehr alten Anwendungsformen. In Kräuterbüchern des Altertums und bei namhaften Ärzten wie Aristoteles und Galen, bei Dioskorides oder Plinius werden Pflanzensäfte wegen ihrer hohen Wirksamkeit ausdrücklich erwähnt. Medizinische Untersuchungen bestätigen, dass frische Pflanzensäfte einzigartige Wirkstoffe in sich bergen. Sie sind beispielsweise Träger wertvoller Pflanzenfarbstoffe, der Anthocyane. Als hochwertige Farb- und Energieträger tragen sie dazu bei, dass komplizierte Lebensvorgänge im Organismus beständiger und reibungsloser ablaufen. Sie besitzen, wie ein Schlüssel zum Schloss, präzisen Zugang zu lebenswichtigen physiologischen Regelmechanismen. So haben die roten Pflanzenfarbstoffe gesundheitsfördernde Heilwirkung auf die Funktions-, Steuer- und Koordinationsprozesse im Gehirn und den Gehirnstoffwechsel. Das trägt zur allgemeinen Vitalisierung oder Regeneration des Drüsensystems bei und verbessert beispielsweise auch die Zellatmung und Blutreinigung.

Fertigen Weißdorn-Frischpflanzensaft erhalten Sie im Reformhaus oder in der Apotheke. Selbst hergestellter Weißdornsaft ist nicht konserviert und hält sich auch im Kühlschrank nicht lange. Deshalb ist es nicht sinnvoll, die Mengen in den Rezepten zu vervielfachen, da Sie den Saft innerhalb von 2 Tagen aufgebraucht haben sollten. Sie können für die Saftgewinnung einen im Haushalt üblichen Entsafter nehmen, was sich allerdings bei den empfohlenen Mengen kaum lohnt.

Wenn die Saison für die Ernte von frischen Weißdornfrüchten vorüber ist, können Sie für die Saftgewinnung auch getrocknete Beeren verwenden. Zerkleinern Sie die Beeren (am besten geht's im Blitzhacker) und geben Sie etwa die doppelte Menge Wasser hinzu. Lassen Sie die Weißdornfrüchte gut 1 Stunde quellen und verfahren Sie dann weiter wie im Rezept.

Weissdorn-Frischpflanzensaft

Dieser Frischpflanzensaft fördert die Herz-Kreislauffunktion.

2 EL frische Weißdornfrüchte

Zubereitung:

Zerdrücken Sie die Weißdornfrüchte zu Brei und vermengen Sie sie mit etwa 4 EL Wasser. Dieser Ansatz muss 1/2 Stunde durchziehen. Danach lassen Sie ihn durch ein feines Sieb oder Tuch ablaufen und pressen den Brei zusätzlich aus. Sie können den Saft mit Wasser, Buttermilch oder Weißdorntee verdünnen.

Dosierung:

Nehmen Sie 3 mal täglich 1 TL Saft ein.

V. Teemischungen und ihre Anwendung als Heilmittel

Heilkräutertees bieten sich insbesondere dann an, wenn die Einnahme von Präparaten aus einzelnen Pflanzen das Befinden nicht wesentlich gebessert hat oder bisher keine genaue Diagnose möglich war. Die höchste Heilwirkung erzielen die Tees in den ersten 2 Wochen ihrer Einnahme; in diesem Zeitraum reagieren die Selbstheilungskräfte des Körpers intensiv auf die verschiedenen Wirkstoffe. Wenn bis dahin kein nennenswerter Heilerfolg festzustellen ist, sollte die Diagnose geprüft oder die Kräutermischung gewechselt werden. Weißdorn stellt allerdings eine Ausnahme dar. Er entfaltet erst bei längerer Einnahmedauer seine volle Wirksamkeit.

Die Heilkräuter für Teemischungen können Sie im Reformhaus oder in der Apotheke kaufen, selbst mischen oder in der Apotheke zusammenstellen lassen. Achten Sie beim Einkauf auf Qualität! Schließlich geht es um Ihre Gesundheit. Das bedeutet, dass Sie nicht die billigsten Produkte im Supermarkt oder Drogeriemarkt oder preiswerte Teebeutel mit Kräuterresten kaufen. Minderwertige Kräuter nützen Ihrer Gesundheit recht wenig und sind außerdem sicher nicht auf Umweltgifte oder Pestizidrückstände hin kontrolliert.

Falls Sie Kräuter selbst sammeln möchten, beachten Sie die Sammeltipps im Kapitel I dieses Buches.

Um die Tees zu mischen, benötigen Sie zum Abwiegen der kleinen Mengen eine Briefwaage oder eine Digitalwaage. Nach Gefühl sollten Sie die Kräuter auf keinen Fall mischen, denn das Gewicht unterschiedlicher Kräuter lässt sich nicht schätzen, da jedes Trockengut in der Regel ein anderes Volumen aufweist. Bei Teemischungen kommt es jedoch auf das spezifische Verhältnis der Drogen an, damit sie einander in ihrer Wirkung ergänzen und damit keine unerwünschten Nebenwirkungen auftreten.

Bei vielen Rezepten sind die Zutaten nur in Teilen angegeben. Das hat den Vorteil, dass Sie die benötigte Kräutermenge selbst bestimmen können. Erst wenn der Tee seine positive Wirkung gezeigt hat, nehmen Sie größere Mengen und mischen die Kräuter auf Vorrat.

1. Standardzubereitungen

Bei Rezepten, deren Zutaten nur in Teilen angegeben sind, verfahren Sie folgendermaßen: Wenn in den Rezepten beispielsweise steht: 1 Teil Weißdorn, dann können Sie 10, 50, 100 g oder auch 200 g nehmen.

Ein Beispiel:

Der Tee für das erschöpfte Herz besteht aus 5 Teilen Weißdornblüten, 2 Teilen Salbeiblättern und 1 Teil Rautenblättern. Wenn Sie erst einmal ausprobieren möchten, ob der Tee Ihnen gut tut, nehmen Sie am besten erst einmal 1 Teil = 10 g. Sie kaufen also 50 g Weißdornblüten, 20 g Salbeiblätter und 10 g Rautenblätter. Später, wenn sich der Tee bewährt hat und Sie ihn als Kur trinken wollen, können Sie von 1 Teil = 30 g ausgehen und dementsprechend 150 g Weißdornblüten, 60 g Salbeiblätter und 30 g Rautenblätter verwenden.

Am besten vermischen Sie alle Kräuter für einen Tee gleichmäßig in einer großen Schüssel. In Weißblechdosen oder getönten Gläsern können Sie die Teemischung bis zu einem Jahr aufbewahren. Kleben Sie ein Etikett mit Inhaltsangabe und Abfülldatum auf das Gefäß.

Nicht nur Weißdorn allein unterstützt die Genesung des Herzens. Daneben steht eine ganze Reihe weiterer Heilkräuter zur Verfügung, die ebenfalls die Gesundheit von Herz- und Kreislauf fördern. Zu ihnen gehören unter anderem folgende Pflanzen:

Arnikablüten, Baldrianwurzel, Berberitze, Besenginster, Enzian, Ginseng, Ginkgo, Herzgespann, Herbstzeitlose, Knoblauch, Lavendel, Mäusedorn, Maiglöckchen, Mariendistel, Meerzwiebel, Oleander, Rosskastanie, Rauwolfia, Rosmarinblätter, Schafgarbe, Steinklee, Hamamelis und Zwiebel.

2. Tabellarische Übersicht

Die ausführlichen Rezepte zur tabellarischen Übersicht sind im anschließenden Kapitel nachzulesen.

BESCHWERDEN	KRÄUTER
Allergie/Asthma	Weißdorn, Ysop, Eukalyptusblätter, Beifuß
Angina pectoris	Weißdorn, Anserine (Gänsefingerkraut), Bibernellwurzel, Melissenblätter, Angelikawurzel, Arnikablüten, Ginsterblüten, Johanniskraut, Benediktenwurzel, Päonienwurzel, Odermennig, Mistel, Lavendel
Angstzustände	Weißdornblüten, Melissenblätter, Passionsblume, Baldrianwurzel, Lavendel, Pfefferminze
Arterienverkalkung	Weißdorn, Faulbaumrinde, Sonnentau, Erdbeerblätter, Süßwurz, Mistel, Schachtelhalm, Knoblauch, Arnikablüten, Schafgarbe
Asthma	Weißdorn,Ysop, Eukalyptusblätter, Beifuß
Bluthochdruck	Weißdorn, Baldrianwurzel, Rauwolfiawurzel, Schafgarbe, Kalmus, Mistel, Immergrün, Schachtelhalm, Olivenblätter, Raute, Hirtentäschel
Bronchialasthma	Weißdornblüten, Ehrenpreis, Lorbeerbeeren, Efeu
Durchblutungsstörungen	Weißdorn, Honigkleekraut, Arnikablüten, Buchweizenkraut, Waldmeisterkraut, Mistel
Erschöpftes Herz	Weißdornblüten, Salbei, Raute
Herz und Kreislauf	Weißdorn, Nussblätter, Thymian, Anserine, Salbei, Kamille, Pfefferminze
Herzklopfen	Weißdorn, Anserine, Hopfenzapfen, Melissenblätter, Baldrianwurzel
Herzkrampf	Weißdornblüten, Kümmel, Raute, Baldrianwurzel, Melissenblätter, Hopfenzapfen, Anserine
Herzmuskelentzündung	Weißdorn, Pfefferminze, Schafgarbe, Kamille, Melissenblätter, Fenchel, Birne
Herzneurose	Weißdornblüten, Herzgespannkraut, Baldrianwurzel, Melissenblätter, Arnikablüten, Hopfenzapfen
Herzschwäche	Weißdornblüten, Raute, Rosmarin, Arnikablüten, Vogelmiere
Innere Unruhe	Weißdorn, Wermut, Baldrianwurzel, Basilikum, Pfefferminze, Lavendel
Kopfschmerzen	Weißdornblüten, Benediktenkraut, Weidenblätter, Mistel, Hopfenzapfen
Krampfadern	Weißdorn, Honigkleekraut, Rosskastanienblüten, Schafgarbe, Arnikablüten

BESCHWERDEN	KRÄUTER
Kreislaufschwäche	Weißdorn, Mistel, Rosskastanienblüten, Schafgarbe, Arnikablüten, Rosmarinblätter
Nervenschwäche	Schafgarbe, Erika, Hopfenzapfen, Baldrianwurzel, Lavendel, Basilikum, Pfefferminze, Lindenblüten, Buchsbaum
Schlaflosigkeit	Weißdorn, Passionsblume, Melissenblätter, Hopfenzapfen, Baldrianwurzel, Kamille
Schmerz	Weißdorn, Kamille, Weidenrinde
Venenentzündung	Weißdornblätter, Rosskastanienblüten, Honigkleekraut, Schafgarbe, Ringelblumenblüten, Arnikablüten
Wechseljahresbeschwerden	Weißdorn, Rauwolfiawurzel, Johanniskraut, Baldrianwurzel, Schafgarbe, Wermut, Löwenzahn, Orangenblüten, Hagebutte, Melissenblätter, Fenchelsamen, Pfefferminze, Passionsblume, Raute, Kamille, Herzgespannkraut, Mistel, Schachtelhalm

3. Rezepturen für spezifische Beschwerden

Tee bei Angina pectoris (1)

Die harmonisch ineinander greifenden Inhaltsstoffe dieser Teemischung haben sich als begleitende Therapie bei Angina pectoris bewährt.

4 Teile Weißdornfrüchte
6 Teile Anserine (Gänsefingerkraut)
4 Teile Bibernellwurzel
4 Teile Melissenblätter
1 Teil Angelikawurzel
1 Teil Arnikablüten

Zubereitung:

Mischen Sie die Pflanzenteile sorgfältig. Für den jeweiligen Gebrauch übergießen Sie 1 EL der Mischung mit 1 Tasse kochendem Wasser. Lassen Sie den Aufguss 10 Minuten lang ziehen.

Dosierung:

Trinken Sie täglich 1 Tasse, maximal 2 Tassen.

Hinweis

Arnika gilt als hervorragendes Stimulans für das Herz; allerdings gibt es Menschen, die auf Arnika allergisch reagieren. Bei Überdosierung kann Arnika auch den Magen und Darm reizen oder Herzklopfen verursachen. Befragen Sie vor der Anwendung Ihren Arzt.

Tee bei Angina pectoris (2)

Diese Teemischung dient der Durchblutung der Herzkranzgefäße und der Erhöhung der Sauerstoffzufuhr der Herzmuskeln. Sie wirkt allgemein beruhigend und herzstärkend.

25 g Weißdornblüten
25 g Benediktenwurz
25 g Päonienwurzel
15 g Odermennig
15 g Mistel
5 g Lavendelblüten

Zubereitung:

Mischen Sie die Pflanzenteile. Für den jeweiligen Gebrauch übergießen Sie 1 TL der Mischung mit 1 Tasse kochendem Wasser; lassen Sie den Aufguss 10 Minuten ziehen.

Dosierung:

Trinken Sie 2 bis 3 mal täglich 1 Tasse.

Tee bei Angstzuständen

Die Kombination der Inhaltsstoffe löst Spannungszustände und mildert angstauslösende Symptome.

20 g Weißdornblüten
20 g Melissenblätter
20 g Passionsblume
25 g Baldrianwurzel
15 g Lavendelblüten
15 g Pfefferminze

Zubereitung:
Nach dem Mischen aller Pflanzenteile geben Sie für den jeweiligen Gebrauch 1/4 l kochendes Wasser auf 1 EL der Mischung und lassen den Aufguss 10 Minuten ziehen.

Dosierung:
Trinken Sie über den Tag verteilt 3 mal täglich je 1 Tasse.

Tee bei Arterienverkalkung

Die Inhaltsstoffe dieser Teemischung haben antisklerotische, zirkulationsfördernde und herzstärkende Wirkung.

20 g Weißdornblüten
20 g Weißdornfrüchte
20 g Mistelblätter
20 g Schachtelhalm
20 g Knoblauch
10 g Arnikablüten
100 g Schafgarbe

Zubereitung:
Mischen Sie die Pflanzenteile sorgfältig. Für den jeweiligen Gebrauch übergießen Sie 1 TL der Mischung mit 1 Tasse kochendem Wasser und lassen den Aufguss 10 Minuten ziehen.

Dosierung:
Trinken Sie über den Tag verteilt 2 mal 1 Tasse Tee.

Tee bei Asthma und Allergie

Der Kräutertee lindert asthmatische Anfälle und vermindert die Sensibilität für Allergie auslösende Faktoren.

2 Teile Weißdornblüten
4 Teile Ysopblätter und -blüten
3 Teile Eukalyptusblätter
3 Teile Beifußblätter

Zubereitung:
Mischen Sie alle Pflanzenteile und übergießen Sie 1 EL der Mischung für den jeweiligen Gebrauch mit 1/2 l kochendem Wasser. Lassen Sie den Aufguss 10 Minuten ziehen.

Dosierung:
Von diesem Tee trinken Sie täglich 2 Tassen, am besten zwischen den Mahlzeiten.

Tee bei Bluthochdruck/Arteriosklerose

Bei Arteriosklerose und daraus resultierendem Bluthochdruck hat sich diese Teemischung bewährt. Unter der Bezeichnung „Species antiscleroticae" können Sie den Tee auch fertig gemischt in der Apotheke kaufen.

4 Teile Weißdornblüten
4 Teile Ackerschachtelhalm
2 Teile Hirtentäschelkraut
5 Teile Rautenblätter
5 Teile Mistelblätter

Zubereitung:

Mischen Sie alle Pflanzenteile sorgfältig miteinander. Für den jeweiligen Gebrauch übergießen Sie 1 EL der Mischung mit 1 Tasse kochendem Wasser und lassen den Aufguss 10 Minuten ziehen.

Dosierung:

Trinken Sie über den Tag verteilt 2-3 mal täglich 1 Tasse Tee.

Tee bei Bluthochdruck

Die Inhaltsstoffe dieser Kräutermischung sind nach der Einnahme bis zu 12 Stunden wirksam.

1 Teil Weißdornblüten
1 Teil Baldrianwurzel
1 Teil Olivenblätter
1 Teil Rauwolfiawurzel
1 Teil Mistelblätter

Zubereitung:

Sie vermischen alle Pflanzenteile sorgfältig. Für den jeweiligen Gebrauch geben Sie auf 1 EL der Mischung 1 Tasse kochendes Wasser. Den Aufguss lassen Sie 10 Minuten ziehen.

Dosierung:

Trinken Sie morgens und abends 1 Tasse von diesem Tee.

Tee bei Bluthochdruck-Kopfschmerzen

Diese Teemischung lindert Schmerzen, löst Spannungen und stärkt Herz und Nerven.

2 Teile Weißdornblüten
2 Teile Benediktenkraut
3 Teile Weidenblätter
3 Teile Mistelblätter
3 Teile Hopfenzapfen

Zubereitung:

Mischen Sie alle Pflanzenteile sorgfältig miteinander. Für den jeweiligen Gebrauch übergießen Sie 2 EL der Mischung mit 1 l kochendem Wasser. Lassen Sie den Aufguss etwa 15 Minuten ziehen, bevor Sie ihn abfiltern.

Dosierung:

Trinken Sie täglich 2 mal zwischen den Mahlzeiten 1 Tasse Tee.

Tee bei Bronchialasthma

Als Kur angewendet kann der Tee Bronchialasthmaanfälle vermindern.

1 Teil Weißdornblüten
2 Teile Ehrenpreisblätter und -blüten
3 Teile Lorbeerbeeren
3 Teile Efeublätter

Zubereitung:
Mischen Sie alle Pflanzenteile sorgfältig miteinander. Geben Sie 2 EL der Mischung in 1/2 l kaltes Wasser. Kochen Sie es einmal kurz auf und lassen Sie es 10 Minuten leicht weiter köcheln.

Dosierung:
Trinken Sie 3 mal täglich 1 Tasse Tee jeweils zwischen den Mahlzeiten.

Tee bei Durchblutungsstörungen

Diese Teemischung enthält Inhaltsstoffe, die blutdruckregulierend, herzstärkend, gefäßerweiternd und zirkulationsfördernd wirken.

20 g Weißdornblätter und -blüten
20 g Honigkleekraut
10 g Arnikablüten
10 g Buchweizenkraut
10 g Waldmeisterkraut
30 g Mistelblätter

Zubereitung:
Mischen Sie alle Pflanzenteile sorgfältig und entnehmen Sie für den jeweiligen Gebrauch 1 TL der Mischung. Gießen Sie 1 Tasse kochendes Wasser darüber und lassen Sie den Aufguss 5 Minuten ziehen.

Dosierung:
Trinken Sie 1/2 Stunde nach den Mahlzeiten in kleinen Schlucken 1 Tasse Tee.

Tee bei erschöpftem Herzen

In der Volksmedizin werden Rautenblätter bei Herzklopfen und Blutandrang zum Kopf als leichtes Sedativum (Beruhigungsmittel) eingesetzt. Rautenblätter und Weißdorn ergänzen sich gut.

5 Teile Weißdornblüten
2 Teile Salbeiblätter
1 Teil Rautenblätter

Zubereitung:
Mischen Sie alle Pflanzenteile sorgfältig. Für den jeweiligen Gebrauch übergießen Sie 1 EL der Mischung mit 1 Tasse kochendem Wasser und lassen den Aufguss 10 Minuten ziehen.

Dosierung:
Trinken Sie am Tag 2 Tassen von dem Tee.

Hinweis

Raute eignet sich nicht zum Dauergebrauch.

Tee bei Herzklopfen

Diese Zubereitung wirkt beruhigend und entspannend; dadurch vermindern sich auch die mit Herzklopfen verbundenen Ängste.

20 g Weißdornblüten
25 g Gänsefingerkraut
25 g Hopfenzapfen
20 g Melissenblätter
20 g Baldrianwurzel

Zubereitung:

Mischen Sie die Pflanzenteile sorgfältig. Für den jeweiligen Gebrauch übergießen Sie 2 EL der Mischung mit 1/2 l Wasser und kochen den Tee kurz auf. Über Nacht stehen lassen und am folgenden Tag abfiltern.

Dosierung:

Die gesamte Menge trinken Sie über den Tag verteilt in kleinen Schlucken.

Tee bei Herzkrampf

Diese Drogenmischung wirkt positiv bei Herzkrämpfen, aber auch bei Unruhe und Blähungen.

25 g Weißdornblüten
25 g Kümmel
15 g Rautenblätter
10 g Baldrianwurzel

Zubereitung:

Mischen Sie alle Pflanzenteile sorgfältig miteinander. Für den jeweiligen Gebrauch übergießen Sie 1 EL der Mischung mit 1/4 l kochendem Wasser. Lassen Sie den Aufguss 10 Minuten ziehen.

Dosierung:

Trinken Sie über den Tag verteilt 3 mal 1 Tasse Tee.

Hinweis

Herzkrämpfe können Symptome verschiedenster Herzstörungen sein. Voraussetzung für eine erfolgreiche Therapie ist deshalb eine genaue Diagnose. Erst dann kann die Behandlung des Grundleidens erfolgen.

Tee bei Herzkrampfbeschwerden

Angst- und krampflösende, beruhigende und herzstärkende Kräuter ergänzen sich hier.

1 Teil Weißdornblüten
1 Teil Melissenblätter
1 Teil Baldrianwurzel
1 Teil Hopfenzapfen
1 Teil Gänsefingerkraut

Zubereitung:

Vermischen Sie alle Pflanzenteile sorgfältig. Für den jeweiligen Gebrauch übergießen Sie 1 TL der Mischung mit 1 Tasse kochendem Wasser und lassen Sie den Aufguss 10 Minuten ziehen.

Dosierung:

Trinken Sie 2 mal täglich nach dem Essen 1 Tasse von diesem Tee.

Tee bei Herz-Kreislauf-Beschwerden

Herz-Kreislauf-Beschwerden können vielfältige Ursachen haben, beispielsweise Infektionskrankheiten, Magen-Darm-Störungen oder seelische Konflikte, die der Arzt vor jeder Selbstbehandlung diagnostizieren muss. Dieser Tee hat entzündungswidrige, beruhigende sowie regulierende Eigenschaften.

Zubereitung:

Mischen Sie die Pflanzenteile sorgfältig. Für den jeweiligen Gebrauch übergießen Sie 1 TL der Mischung mit 1/4 l kochendem Wasser; lassen Sie den Aufguss 10 Minuten ziehen.

Dosierung:

Trinken Sie 2 mal täglich 1 Tasse.

10 g Weißdornblüten
20 g Nussbaumblätter
10 g Thymiankraut
35 g Anserine (Gänsefingerkraut)
10 g Salbeiblätter
15 g Kamillenblüten
15 g Pfefferminzblätter

Tee bei Herzmuskelentzündung

Außer bei selbstständigen Erkrankungen wie akuten Infektionskrankheiten können sich Herzmuskelentzündungen auch im Anschluss an Herzbeutel- und Herzinnenhaut-Entzündungen entwickeln. Auch rheumatische Erkrankungen können Herzmuskelentzündungen verursachen. Die Therapie der Grunderkrankung ist Voraussetzung für den Heilerfolg.

Zubereitung:

Mischen Sie die Pflanzenteile sorgfältig und übergießen Sie für den jeweiligen Gebrauch 1 TL der Mischung mit 1 Tasse kochendem Wasser. Lassen Sie den Aufguss 10 Minuten ziehen.

Dosierung:

Trinken Sie über den Tag verteilt 1 bis 2 Tassen in kleinen Schlucken.

10 g Weißdornblüten
20 g Pfefferminzblätter
15 g Schafgarbe
15 g Kamillenblüten
25 g Melissenblätter
15 g Fenchelsamen
10 g Birnenblätter

Tee bei Herzneurose

Der Tee wirkt krampflösend und beruhigend auf nervöse Fehlsteuerungen des Herzens und Kreislaufs.

20 g Weißdornblüten
20 g Herzgespannkraut
20 g Baldrianwurzel
20 g Melissenblätter
10 g Arnikablüten
10 g Hopfenzapfen

Zubereitung:

Nach dem sorgfältigen Mischen der Pflanzenteile übergießen Sie für den jeweiligen Gebrauch 1 TL der Mischung mit 1 Tasse kochendem Wasser. Sie lassen den Tee 5 Minuten ziehen, bevor Sie ihn abfiltern.

Dosierung:

Trinken Sie den Tee schluckweise nach den Mahlzeiten.

Tee bei Herzschwäche (1)

Dieser Tee ist angezeigt bei Durchblutungsstörungen des Herzens.

15 g Weißdornblüten
25 g Arnikablüten
30 g Rosmarinblätter
25 g Vogelmiere

Zubereitung:

Mischen Sie die Pflanzenteile und übergießen Sie 1 EL der Mischung für den jeweiligen Gebrauch mit 1/2 l kochendem Wasser.

Dosierung:

Die gesamte Menge trinken Sie über den Tag verteilt in kleinen Schlucken.

Tee bei Herzschwäche (2)

Bei Herzschwäche ohne Wassersucht eignet sich dieser Tee, um den Kreislauf anzuregen und die Durchblutung zu fördern.

25 g Weißdornblüten
40 g Rautenblätter
15 g Rosmarinblätter

Zubereitung:

Sie mischen die Pflanzenteile sorgfältig und übergießen 1 EL der Mischung für den jeweiligen Gebrauch mit 1 Tasse kochendem Wasser; lassen Sie den Aufguss 10 Minuten ziehen.

Dosierung:

Trinken Sie morgens auf nüchternen Magen und abends je 1 Tasse von diesem Tee.

Tee bei innerer Unruhe

Der Tee beruhigt Magen, Darm und Nerven.

2 Teile Weißdornblüten
3 Teile Wermutkraut
3 Teile Basilikumblätter
4 Teile Baldrianwurzel

Zubereitung:

Mischen Sie alle Pflanzenteile sorgfältig miteinander. Für den jeweiligen Gebrauch übergießen Sie 2 EL der Mischung mit 1/2 l kochendem Wasser und lassen den Aufguss 10 Minuten ziehen.

Dosierung:

Trinken Sie über den Tag verteilt 3 mal täglich 1 Tasse.

Tee bei Krampfadern

Der Tee stärkt die Venen, wirkt kreislauffördernd und herzstärkend.

20 g Weißdornblüten und -blätter
20 g Honigkleekraut
20 g Schafgarbenblüten
20 g Rosskastanienblüten
10 g Arnikablüten

Zubereitung:

Vermischen Sie alle Pflanzenteile sorgfältig, übergießen Sie 3 mal täglich 1 TL der Mischung mit 1 Tasse kochendem Wasser und lassen Sie den Aufguss 5-10 Minuten ziehen, bevor Sie ihn abseihen.

Dosierung:

Trinken Sie den Tee 3 mal täglich schluckweise etwa 1/2 Stunde nach den Mahlzeiten.

Tee bei Kreislaufstörungen und Nervenschwäche

Diese Teemischung hat kreislaufregulierende Wirkung und beruhigt die Nerven.

2 Teile Weißdornblüten- und früchte
2 Teile Baldrianwurzel
2 Teile Rauwolfiawurzel
3 Teile Schafgarbenkraut
1 Teil Kalmus

Zubereitung:

Nachdem Sie die Pflanzenteile sorgfältig miteinander vermischt haben, übergießen Sie für den jeweiligen Gebrauch 1 TL der Mischung mit 1 Tasse kochendem Wasser und lassen den Aufguss 10 Minuten ziehen.

Dosierung:

Trinken Sie über den Tag verteilt 1-2 Tassen Tee in kleinen Schlucken.

Tee bei Kreislaufschwäche

Diese Zubereitung stärkt Kreislauf und Herz.

20 g Weißdornblüten und -blätter
20 g Mistelblätter
20 g Rosskastanienblüten
20 g Schafgarbenblüten
10 g Arnikablüten
30 g Rosmarinblätter

Zubereitung:

Mischen Sie alle Pflanzenteile sorgfältig. Übergießen Sie 3 mal täglich 1 TL der Mischung mit 1 Tasse kochendem Wasser und lassen Sie den Aufguss noch 5-10 Minuten ziehen, bevor Sie ihn durch ein Sieb gießen.

Dosierung:

Trinken Sie den Tee schluckweise nach den Mahlzeiten.

Tee bei Nervenschwäche

Die Inhaltsstoffe dieses Tees können in Stresssituationen aller Art, die das Herz belasten und zu Schlafstörungen, Gereiztheit, Schwindel oder Durchfall führen, hilfreich sein.

35 g Weißdornblüten und -blätter
25 g Lavendelblüten
25 g Basilikumblätter
35 g Pfefferminzblätter

Zubereitung:

Mischen Sie die Pflanzenteile sorgfältig. Für den jeweiligen Gebrauch übergießen Sie 1 EL der Mischung mit 1 Tasse kochendem Wasser und lassen den Aufguss 10 Minuten ziehen.

Dosierung:

Trinken Sie über den Tag verteilt 3 Tassen.

Tee bei Schmerzzuständen

Der Tee wirkt herzstärkend, schmerzstillend und entzündungshemmend.

1 Teil Weißdornblüten
2 Teile Kamillenblüten
2 Teile Weidenrinde

Zubereitung:

Sie mischen alle Pflanzenteile sorgfältig. Für den jeweiligen Gebrauch übergießen Sie 1 gehäuften EL der Mischung mit 1 Tasse kochendem Wasser und lassen den Aufguss 10 Minuten ziehen.

Dosierung:

Trinken Sie 1 Tasse Tee vor dem Zubettgehen.

Tee bei Schlaflosigkeit

Der Tee beruhigt, entspannt und stärkt die Nerven.

3 Teile Weißdornblüten
3 Teile Passionsblume
4 Teile Melissenblätter
4 Teile Hopfenzapfen
4 Teile Baldrianwurzel
6 Teile Kamillenblüten

Zubereitung:

Vermischen Sie alle Pflanzenteile sorgfältig miteinander. Setzen Sie zum Gebrauch 2 EL der Mischung mit 1/2 l kaltem Wasser an. Kochen Sie alles einmal auf und lassen Sie das Ganze weitere 5 Minuten köcheln; anschließend sieben Sie den Tee durch.

Dosierung:

Trinken Sie 1 Tasse Tee vor dem Abendessen und eine weitere vor dem Zubettgehen.

Tee bei Venenentzündung

Diese Teemischung hat blutverdünnende, venenstärkende, entzündungshemmende und herzstärkende Wirkung.

20 g Weißdornblätter
20 g Rosskastanienblüten
20 g Honigkleekraut
20 g Schafgarbenblüten
10 g Ringelblumenblüten
10 g Arnikablüten

Zubereitung:

Mischen Sie alle Pflanzenteile sorgfältig. Übergießen Sie 1 TL der Mischung mit 1 Tasse kochendem Wasser und lassen Sie den Aufguss 5-10 Minuten ziehen, bevor Sie ihn durchsieben.

Dosierung:

Trinken Sie den Tee 3 mal täglich schluckweise nach den Mahlzeiten.

Hinweis

Dieser Tee eignet sich nicht für Menschen mit einer Arnika-Allergie!

Tee bei Wechseljahresbeschwerden (1)

Atemnot, Schwindel, erhöhter Blutdruck, Schlafstörungen, Verstopfung und andere Beschwerden begleiten bisweilen die Umstellung im weiblichen Hormonhaushalt. Speziell Schafgarbe stärkt die Gebärmuttermuskulatur und gilt seit jeher als Heilkraut für Frauen.

25 g Weißdornblüten
25 g Rauwolfiablätter
20 g Baldrianwurzel
30 g Schafgarbenblüten
10 g Wermutkraut

Zubereitung:

Vermischen Sie die Pflanzenteile sorgfältig miteinander. Für den jeweiligen Gebrauch übergießen Sie 1 TL der Mischung mit 1 Tasse kochendem Wasser und lassen den Aufguss vor dem Abfiltern 10 Minuten ziehen.

Dosierung:

Trinken Sie über den Tag verteilt 2 mal 1 Tasse Tee.

Tee bei Wechseljahresbeschwerden (2)

Begleitsymptome während der Wechseljahre wie Depressionen, Ängste, Schlafstörungen oder Magenverstimmungen können mit diesem Tee positiv beeinflusst werden.

15 g Weißdornblätter und -blüten
15 g Johanniskraut
15 g Löwenzahn
15 g Schafgarbenblüten
15 g Orangenblüten
15 g Hagebutte
15 g Melissenblätter

Zubereitung:

Nach dem Vermischen der Pflanzenteile entnehmen Sie für den jeweiligen Gebrauch 2 TL der Mischung und geben 1/4 l kochendes Wasser darüber. Lassen Sie den Aufguss 10 Minuten ziehen.

Dosierung:

Trinken Sie über den Tag verteilt 2 mal 1 Tasse Tee.

VI. Weißdorn in der Volksmedizin und Homöopathie

1. Die traditionelle Zubereitung

In der traditionellen Volksmedizin war es üblich, aus Pflanzen Frischsäfte, Extrakte, Liköre und Tinkturen herzustellen. Tinkturen sind alkoholische Pflanzenauszüge, die sowohl innerlich als auch äußerlich angewendet werden. Zur Herstellung der Tinkturen gibt man die Pflanzenteile in hochprozentigen Alkohol wie Weingeist oder – für den Hausgebrauch – auch in 38%igen Kornbranntwein. Alkohol dient in gewisser Hinsicht als Katalysator, der die Wirkstoffe aufschließt und transportiert. Manchmal, je nach Pflanze und Rezept, ist hochprozentiger Alkohol wie Weingeist notwendig, um der Pflanze spezielle Wirkstoffe entziehen zu können. Weißdornessenzen oder Tinkturen können für den Hausgebrauch auch mit Obstessig anstelle von Alkohol hergestellt werden. Je nach Beschwerden und Bedarf macht diese Zubereitungsform mehrfach Sinn, da Essigsäure beispielsweise die Durchblutung fördert und die Verkalkung hemmt. Obstessig konserviert beinahe ebenso gut wie Alkohol und kann nach wie vor besonders bei Alkohol-Unverträglichkeit zur Extraktion verwendet werden. Tinkturen sollten wegen des Alkoholgehalts nie unverdünnt eingenommen werden. Man träufelt sie auf Zucker oder Honig oder verdünnt sie tropfenweise mit etwas Wasser.

Auch Heil- oder Medizinalweine waren sehr beliebte Mittel, die zur Gesundheitsvorsorge und im Krankheitsfall zur Genesung beitragen sollten. Der heilige Augustinus soll gesagt haben: „In vielen Fällen braucht der Mensch den Wein. Er stärkt den schwachen Magen, erfrischt die ermatteten Kräfte, heilt die Wunden an Leib und Seele, verscheucht Trübsal und Traurigkeit, verjagt Müdigkeit der Seele, bringt Freude und entfacht unter Freunden die Lust am Gespräch." Plutarch hinterließ den Ausspruch. „Wein ist unter den Getränken das nützlichste, unter den Arzneimitteln das süßeste, unter den Speisen das angenehmste."

Bis etwa zum Jahr 1850 gehörte die Weintherapie zum Standardrepertoire der Ärzte. Erst die wissenschaftliche Alkoholforschung und die Erkenntnis über die Gefahren eines übermäßigen Alkoholkonsums sowie die Entwicklung hochwirksamer Arzneimittel machte den Wein in der Medizin überflüssig. Das ändert sich zur Zeit wieder; Heilweine erleben heute eine Renaissance.

Sie können Heilweine selbst ansetzen. Die Kräuter und sonstigen Zutaten können Sie in der Apotheke bestellen. An den Rezepten werden Sie sehen, dass die Herstellung der Weine und Tinkturen ganz einfach ist. Mit Weißdorn zubereitet, dienen sie der Stärkung des angegriffenen und geschwächten Herzens. Angesichts der von Experten geschätzten Zahl von über 2 Millionen alkoholabhängigen Menschen in Deutschland sind Heilmittel auf Alkoholbasis allerdings generell mit Vorsicht zu genießen.

Für ein Standardrezept, das für Weißdorn ebenso wie für andere Heilpflanzen gilt, übergießen Sie lediglich die Pflanzenteile mit gutem Wein und lassen den Ansatz einige Tage bis Wochen ziehen. Danach wird nur noch abgefiltert. Nehmen Sie bei pulverisierten Drogenteilen ein Mulltuch oder einen Kaffeefilter; bei groben Pflanzenteilen reicht auch ein feines Teesieb. Wichtig ist, dass die Pflanzenteile komplett mit Wein bedeckt sind, um Schimmelbildung zu vermeiden.

2. Überlieferte Rezepturen und ihre Anwendungsbereiche

Medizinalwein bei Herzrhythmusstörungen

20 g Weißdornblüten
20 g Baldrianwurzel
20 g Passionsblumen
10 g Bitterorangenblätter
1 l guter Rotwein

Zubereitung:
Geben Sie alle Kräuterteile in eine weithalsige Flasche und übergießen Sie die Mischung mit dem Wein, so dass alle Kräuter bedeckt sind. Unter gelegentlichem Schütteln lassen Sie den Ansatz 1 Woche ziehen. Anschließend filtern Sie den Wein und füllen ihn in Flaschen um. Bewahren Sie ihn im Kühlschrank auf.

Dosierung:
Trinken Sie morgens und abends jeweils 1 kleines Likörglas von dem Wein.

Medizinalwein zur Herzstärkung

2 gehäufte Hand voll frische Weißdornfrüchte
1 Flasche süßer Rotwein

Zubereitung:
Zerdrücken Sie die Beeren ein wenig und geben Sie sie in eine weithalsige Flasche. Dann gießen Sie den Rotwein darüber und lassen ihn bei gelegentlichem Schütteln 3 Wochen ruhen. Anschließend filtern Sie ihn durch.

Dosierung:
Nehmen Sie 2 mal täglich nach dem Essen 1 Likörgläschen von diesem herzstärkenden Wein ein.

Medizinalwein bei Hochdruck-Kopfschmerzen

Zubereitung:
Die zerkleinerten Drogen füllen Sie in eine Flasche von 1,5 l Inhalt. Gießen Sie den Weißwein und den reinen Alkohol auf. Bei täglichem Schütteln bleibt der Ansatz 10 Tage stehen, dann filtern Sie ihn durch.

Dosierung:
Trinken Sie jeweils 1 kleines Likörglas, maximal bis zu 3 mal täglich.

10 g Weißdornblüten
20 g Mistelzweige
10 g Majoranblüten
10 g Weidenblätter
10 g Weidenrinde
10 g Faulbaumrinde
5 g Thymian
1 1/2 Flaschen schwerer Weißwein
0,2 l Alkohol (70%)

Medizinalwein bei Herzbeutel-Entzündung

Zubereitung:
Die zerkleinerten Drogen füllen Sie in eine genügend große Flasche und übergießen sie mit dem Weißwein. Bei täglichem Schütteln bleibt der Ansatz 10 Tage stehen, dann wird er durchgefiltert.

Dosierung:
Trinken Sie morgens täglich bis zu 0,1 l Medizinalwein auf nüchternen Magen. Eventuell wiederholen Sie die Einnahme abends noch einmal.

20 g Weißdornblüten
20 g Weidenblätter
10 g Meerzwiebel (giftig)
1 l Weißwein

Hinweis

Meerzwiebel ist sehr giftig! Sie enthält Bestandteile, die ähnliche Wirkung haben wie Digitalis (Fingerhut). Daher nicht ohne Rücksprache mit dem Arzt anwenden!

Medizinalwein bei Arteriosklerose und Bluthochdruck (1)

Zubereitung:
Die stark zerkleinerten Drogen füllen Sie in eine ausreichend große Flasche und übergießen sie mit dem Rotwein. Bei täglichem Schütteln bleibt der Ansatz 1 Woche stehen, dann filtern Sie ihn durch.

Dosierung:
Vor dem Essen trinken Sie 3 mal täglich 1 Likörglas (ca. 2 cl).

20 g Weißdornblüten
20 g Mistelblätter
20 g Silberweidenrinde
10 g Faulbaumrinde
5 g Enzianwurzel
1 Flasche guter Rotwein

Medizinalwein bei Arteriosklerose und Bluthochdruck (2)

20 g Weißdorn
20 g Blutwurz
30 g Erdrauch
30 g Herzgespann
40 g Olivenblätter
1 Flasche süßer Rotwein, z.B. Marsala oder Portwein
100 ml Weingeist

Zubereitung:

Die stark zerkleinerten Drogen füllen Sie in eine ausreichend große Flasche und übergießen sie mit dem Rotwein und dem Weingeist. Bei täglichem Schütteln bleibt der Ansatz 10 Tage stehen, dann wird er durchgefiltert.

Dosierung:

Zwischen den Mahlzeiten können Sie 3 mal täglich 1 Weinglas (0,1 l) trinken.

Medizinalwein bei Arteriosklerose und Bluthochdruck (3)

2 Teile Weißdornblüten
2 Teile Majoranblätter
2 Teile Faulbaumrinde
2 Teile Thymianblätter
3 Teile Mistelblätter
1 Teil Weidenrinde
1 l trockener Weißwein
200 ml Weingeist

Zubereitung:

Die stark zerkleinerten Drogen füllen Sie in eine ausreichend große Flasche und übergießen sie mit dem Weißwein und dem Weingeist. Bei täglichem Schütteln bleibt der Ansatz 10 Tage stehen, dann filtern Sie ihn durch.

Dosierung:

Zwischen den Mahlzeiten trinken Sie jeweils 3 mal 1 Gläschen (ca. 4 cl); das entspricht etwa der Menge eines doppelten Schnapses.

Medizinalwein bei nervösem Herzjagen

30 g Weißdornblüten
30 g Schafgarbe
30 g Passionsblumenblätter
30 g Primelblüten
20 g Rautenblätter
1 l süßer Rotwein, z.B. Marsala, Malaga oder Portwein

Zubereitung:

Die gut zerkleinerten Drogen füllen Sie in eine ausreichend große Flasche und übergießen sie mit Rotwein. Bei täglichem Schütteln bleibt der Ansatz 10 Tage stehen. Anschließend filtern Sie ihn durch und füllen den Wein in Flaschen um. Bitte im Kühlschrank aufbewahren!

Dosierung:

Von dem Medizinalwein trinken Sie am Morgen und am Abend jeweils 1 kleines Weinglas voll.

Heilwein bei Nervenschwäche

20 g Weißdornblüten
20 g Passionsblume
20 g Melissenblätter
30 g Baldrian
3 g Safran
3 g Kardamom
1 l süßer Rotwein, z.B. Marsala oder Portwein

Zubereitung:
Die gut zerkleinerten Drogen füllen Sie in eine ausreichend große Flasche und übergießen sie mit dem Wein. Bei täglichem Schütteln bleibt der Ansatz 10 Tage stehen, dann filtern Sie ihn durch. Während des Gebrauchs bitte im Kühlschrank aufbewahren.

Dosierung:
Trinken Sie von dem Medizinalwein am Morgen und am Abend jeweils 1 kleines Weinglas.

3. Weißdorn in der Homöopathie

In der Homöopathie ist der Weißdorn als Mittel mit dem Namen Crataegus bekannt und wird im Allgemeinen in der Urtinktur verordnet. Die Urtinktur wird durch Verschütteln mit Alkohol oder Wasser oder durch Verreiben mit Milchzucker zu kleinen Kügelchen (Globuli) hergestellt. Die Urtinktur Ø ist die am wenigsten verdünnte Ausgangsform eines Mittels und bildet die Grundlage für alle folgenden Potenzen (Verdünnungen). Die Potenzen werden mit dem Buchstaben in Kombination mit einer Zahl angegeben. Das bedeutet beispielsweise, dass bei dem Code D3 das Mittel 3 mal potenziert wurde, jeweils im Verhältnis 1:10 (d=dezimal). Die Crataegus Urtinktur D6 ist in der flüssigen Zubereitung die Ausgangsbasis, in der festen Zubereitung D1-D6. Das Wort Potenz rührt von der Vorstellung her, dass die Energie oder Kraft, sozusagen die „Dynamis" des Mittels zunimmt, während die Materie, der feste, stoffliche Bestandteil abnimmt. Das bedeutet, dass die tatsächlich nachweisbaren Wirkstoffe der homöopathischen Mittel um so geringer werden, je höher die Potenzierungsstufe steigt.

Die homöopathische Lehre beruht darauf, „Ähnliches mit Ähnlichem zu heilen". Das besagt, dass der Heilerfolg um so größer ist, je genauer die Wirkung des Mittels mit dem Krankheitsbild übereinstimmt.

Nach der homöopathischen Lehre sind Krankheiten Folge, nicht Ursache geistig-seelischer oder körperlicher Unausgewogenheiten. Der Begründer dieser großartigen Heilmethode, der Arzt Samuel Hahnemann (1755-1843), wollte damit nicht nur die Symptome einer Krankheit heilen, sondern den kranken Menschen in seiner Gesamtheit.

Das Homöopathikum Crataegus wird zur Herzstärkung, bei Erschöpfung, Durchblutungsstörungen des Herzmuskels, Herzbeklemmungen, Kurzatmigkeit, zur Beruhigung der Nerven und zur Rekonvaleszenz eingesetzt.

Je nach Potenzierung der Mittel, der Grunderkrankung und den Beschwerden werden 2 bis 5 Einnahmen pro Tag mit jeweils 5 – 10 oder 20 Tropfen verordnet. Die genaue Dosierung bestimmt der Therapeut.

- Homöopathische Heilmittel können im Allgemeinen mit allopathischen Medikamenten zusammen verordnet werden. Sie sollten jedoch nicht gemeinsam geschluckt werden. Nach Absprache mit dem Arzt könnte ein Mittel vor dem Essen, das andere nach dem Essen eingenommen werden.
- Bei Diabetes ist der normale Gebrauch homöopathischer Substanzen ebenfalls unbedenklich, da die minimale Menge an Alkohol oder der Milchzucker in den Globulis unerheblich ist. Eine Tagesdosis von 3 mal täglich 10 Tropfen sind ca. 1,5 ml Alkohol und in 6 großen Tabletten von insgesamt 250 mg sind etwa 600 mg Glukose enthalten.
- Jeder Art von Selbstbehandlung sollte eine ärztliche Untersuchung mit sicherer Diagnose vorausgehen, denn hinter schlichten Beschwerden könnten sich ernsthafte Erkrankungen verbergen.

4. Grundrezepturen für Tinkturen, Tees und Auszüge

Grundrezept für Fluidextrakte

Fluidextrakte stärken das geschwächte Herz und beruhigen die Nerven. Sie wirken entspannend und blutdruckregulierend.

0,75 l Alkohol
1/4 Tasse Weißdorn
1/4 Tasse Mistelblätter
1/4 Tasse Baldrian

Zubereitung:

Zerkleinern Sie die Kräuter jeweils einzeln im Mörser oder kaufen Sie bereits pulverisierte Kräuter in der Apotheke. Füllen Sie die Kräuter separat in 3 weithalsige Flaschen mit 1/2 l Fassungsvermögen und gießen Sie jede Flasche mit 0,25 l Alkohol auf. Anschließend füllen Sie jede Flasche randvoll mit abgekochtem und wieder abgekühltem Wasser auf und verschließen sie. Dieser Ansatz bleibt nun 1 Tag stehen, dann wird das Ganze durch ein Mulltuch oder durch 1 Kaffeefiltertüte abgeseiht. Gut verschlossen und im Kühlschrank aufbewahrt halten sich solche Kräuteransätze wegen des hohen Alkoholgehalts bis zu 1 Jahr.

Tipp:

Auf diese Weise können Sie Extrakte herstellen, die Sie je nach gesundheitlichen Beschwerden auch mit anderen speziellen Pflanzenteilen ansetzen können.

Nachdem Sie das Grundrezept zubereitet haben, mischen Sie zum Gebrauch jeweils:

1 Schnapsgläschen Weißdorn-Fluidextrakt

2 Schnapsgläschen Mistel-Fluidextrakt

3 Schnapsgläschen Baldrian-Fluidextrakt

Schütteln Sie die Mischung und geben Sie sie in eine Flasche mit Tropfaufsatz, die Sie in der Apotheke bekommen.

Dosierung:

Nehmen Sie 3 mal täglich 15-20 Tropfen der Mischung auf einem Teelöffel mit Zucker oder mit etwas Wasser gemischt ein.

WEISSDORNFRUCHTTINKTUR

Zubereitung:

50 g getrocknete Weißdornfrüchte (evtl. auch einige Blüten)

600 ml hochprozentigen Alkohol wie Korn oder Obstschnaps

1 Hand voll Weißdornblüten und -blätter

Alkohol wie Kornbranntwein o.a.

Übergießen Sie die Früchte mit Alkohol und lassen Sie den Ansatz ca. 2 Wochen an einem sonnigen Platz bei gelegentlichem Schütteln ziehen. Wichtig ist, dass die Beeren und Blüten vollkommen mit dem Alkohol bedeckt sind und so lange stehen bleiben, bis der Alkohol die rote Farbe aus den Früchten herausgezogen hat. Anschließend filtern Sie sie ab und füllen die Tinktur in eine Flasche um. Davon gießen Sie einen Teil in eine 50 oder 100 ml-Braunglasflasche mit Tropfverschluss ab, um die Dosierung zu vereinfachen.

Standarddosierung: Bei Schwindel, Herzklopfen, Herzbeklemmungen, Herzstichen, Druckgefühl am Herzen, Atemnot, bei Schlafstörungen, Stress und Erschöpfung, zur Verbesserung der Herztätigkeit sowie nach Infektionskrankheiten und zur Rekonvalenszenz 20 Tropfen in Wasser oder auf Zucker geben und jeweils morgens und abends einnehmen.

Dosierung:

Bei Schlafstörungen 40 Tropfen in Wasser oder auf Zucker vor dem Zubettgehen einnehmen.

Dosierung:

Bei Nervenschwäche und zur allgemeinen Beruhigung helfen 30 Tropfen.

Dosierung:

Bei Venenerkrankungen 2 mal 10-20 Tropfen in Wasser oder auf Zucker gelöst einnehmen.

Weissdornblütentinktur

Auf die gleiche Weise wie im Rezept zuvor können Sie mit Blüten und Blättern eine Tinktur herstellen.

1 Hand voll Weißdornblüten und -blätter

Alkohol wie Kornbranntwein o.a.

Zubereitung:

Geben Sie die Blüten und Blätter in ein ausreichend großes Glas mit Schraubverschluss, so dass es etwa bis zur Hälfte gefüllt ist. Gießen Sie bis zum Rand des Glases Alkohol hinzu. Lassen Sie den Ansatz ca. 14 Tage sonnig und bei täglichem Schütteln stehen. Anschließend filtern Sie die Flüssigkeit und füllen sie in Fläschchen um.

Dosierung:

Tagsüber nimmt man bei Herz-Kreislaufbeschwerden, Schlaflosigkeit, Wechseljahresbeschwerden, Beklemmungen und Stress 3-4 mal etwa 10-15 Tropfen in Wasser gelöst ein.

Kräuteransatz zur Raucherentwöhnung

Seien Sie vernünftig und inhalieren Sie lieber frische Luft, um mit Stresssituationen besser zurechtzukommen, besonders dann, wenn bei Ihnen bereits eine Herzerkrankung diagnostiziert wurde.

Es ist allgemein bekannt, dass Raucher ein erhöhtes Risiko haben, an Herzstörungen zu erkranken. Durch das Rauchen gelangen zahlreiche Schadstoffe wie das „Nervengift“ Nikotin und Kohlenmonoxyd in den Organismus, die überwiegend Auswirkungen auf die Herzfunktion haben und die Blutgefäße verengen. Der Sauerstoffbedarf des Herzens steigt an und die Sauerstoffzufuhr wird vermindert. Dadurch kommt es zu Herzrhythmusstörungen oder Vorhofflimmern. Auch Menschen, die einen erhöhten Cholesterinspiegel haben, müssen wissen, dass durch das Rauchen der schützende Bestandteil des Cholesterins gesenkt wird. Bereits bei 10 Zigaretten am Tag wird das HDL, also das „gute“ Cholesterin, um ca. 1 mg% gesenkt. Außerdem neigen bestimmte Blutteilchen, die Blutplättchen, dazu, vermehrt zu klumpen. Dadurch erhöht sich auch noch die Gefahr einer Thrombose, d.h. einer Verstopfung der Adern.

Falls Sie sich entschlossen haben, mit dem Rauchen aufzuhören und alle guten Vorsätze und Versuche bislang gescheitert sind, finden Sie vielleicht in der simpelsten aller Formeln Hilfe. Aber wahrscheinlich ist sie gerade wegen ihrer Schlichtheit am schwierigsten. Diese Formel besagt, dass Sie sich bildhaft vorstellen, was für ein Mensch Sie in Zukunft sein wollen. Sie allein haben die Freiheit zu wählen: Wollen Sie Raucher oder Nichtraucher sein? Treffen Sie jetzt Ihre Entscheidung. Entscheiden Sie sich, Nichtraucher zu sein!

Raucherentwöhnung

Diese Heilkräutermischung soll die beschwerliche Zeit der Nikotinentwöhnung erleichtern und Ihnen beim Durchhalten helfen.

100 g Feigenkaktus
40 g Baldrianwurzel
40 g Sternanis
40 g Weißdornblüten und/oder -früchte
1 l klarer Kornschnaps
3 EL Glyzerin

Zubereitung:
Zerkleinern Sie die Pflanzenteile und setzen Sie sie mit dem Kornschnaps und dem Glyzerin an. Schütteln Sie den Ansatz täglich einmal auf und lassen Sie ihn 10 Tage ziehen. Anschließend filtern Sie das Ganze durch.

Dosierung:
Morgens auf nüchternen Magen und abends vor dem Schlafengehen nehmen Sie jeweils 1 EL davon in Wasser gerührt ein.

Weißdorn-Hausmittel für alle Fälle

Auch die als Volksheilkundlerin bekannte Maria Treben empfiehlt Weißdorn zur Herzstärkung und -regeneration. Die von ihr verwendete Weißdornessenz, den Tee oder Kaltauszug können Sie selbst herstellen und entsprechend der Hinweise am Ende dieses Kapitels anwenden.

Weissdornessenz

Weißdornfrüchte und -blüten zu gleichen Teilen
1 l Kornbranntwein (mindestens 38% Alkohol)

Zubereitung:
Geben Sie getrocknete Weißdornfrüchte und -blüten in eine weithalsige Flasche und übergießen Sie das Ganze mit Kornbranntwein, so dass alle Pflanzenteile bedeckt sind. Bei gelegentlichem Schütteln lassen Sie die Flasche gut 2 Wochen in einem warmen Raum stehen. Anschließend filtern Sie den Ansatz durch.

Dosierung:
Nehmen Sie die Essenz entsprechend der Angaben in der unten aufgeführten Tabelle tropfenweise ein.

Kaltauszug

Weißdornfrüchte, -blüten und -blätter zu gleichen Teilen

Zubereitung:
Für den Kaltauszug mischen Sie die Weißdornbeeren, -blüten und -blätter. Zum Gebrauch nehmen Sie 1 EL der Mischung und übergießen sie mit 1 Tasse kaltem Wasser. Den Ansatz lassen Sie 12 Stunden stehen und filtern ihn dann ab. Falls Ihnen das zum Trinken angenehmer ist, dürfen Sie den Kaltauszug leicht erwärmen.

Sie könnten es sich folgendermaßen einrichten: Lassen Sie den ersten Ansatz einfach über Nacht ziehen, filtern ihn morgens ab und trinken ihn. Bereiten Sie direkt den nächsten Ansatz vor, den Sie vor dem Schlafengehen trinken und setzen Sie dann wieder einen Kaltauszug für den nächsten Morgen an, usw.

Dosierung:

Trinken Sie jeweils morgens und abends 1 Tasse Tee.

Weissdorntee

2 gehäufte TL Weißdornblätter und -blüten

Zubereitung:

Für diesen Tee nach Maria Treben übergießen Sie frische oder auch getrocknete Blätter und Blüten mit 2 Tassen aufgekochtem und wieder etwas abgekühltem Wasser. Lassen Sie den Tee nur 1/2 Minute ziehen, anschließend filtern Sie ihn durch.

Dosierung:

Trinken Sie schluckweise über den Tag verteilt davon.

Anwendungsbeispiele für Weißdornzubereitungen nach Maria Treben

Angstgefühle	Tee Essenz	Trinken Sie 2 Tassen täglich Nehmen Sie 4 –10 Tropfen pro Tag
Appetitlosigkeit	Tee Essenz	Trinken Sie 2 Tassen täglich Nehmen Sie 5 –10 Tropfen pro Tag
Durchblutungsstörungen	Tee Essenz	Trinken Sie 2 Tassen täglich Nehmen Sie 4 –10 Tropfen pro Tag
Fettsucht	Tee Essenz	Trinken Sie 2 Tassen täglich Nehmen Sie 4 –10 Tropfen pro Tag
Gedächtnisstörungen	Kaltauszug Essenz	Trinken Sie 2 Tassen täglich Nehmen Sie 4 –10 Tropfen pro Tag
Kopfschmerzen	Tee Essenz	Trinken Sie 2 Tassen täglich Nehmen Sie 4 –10 Tropfen pro Tag
Ohrensausen	Tee Essenz	Trinken Sie 2 Tassen täglich Nehmen Sie 4 –10 Tropfen pro Tag
Schlafstörungen	Tee Essenz	Trinken Sie 2 Tassen täglich Nehmen Sie 4 –10 Tropfen pro Tag
Schwindel	Tee Essenz	Trinken Sie 2 Tassen täglich Nehmen Sie 4 –10 Tropfen pro Tag
Übelkeit	Tee Essenz	Trinken Sie 2 Tassen täglich Nehmen Sie 4 –10 Tropfen pro Tag

VII. Gesunde Ernährung mit Weißdorn

1. Wissenswertes über gesunde Ernährung

Weißdornfrüchte sind wunderbar geeignet für Marmelade, Mus und Gelee. Viele der hier aufgeführten Rezepte stammen aus Zeiten vor dem 20. Jahrhundert oder aus Kriegsjahren, als die Menschen noch viel öfter als wir in der Natur ihre Nahrungsmittel suchten – um satt zu werden und um gesund zu bleiben. Dabei wussten sie durchaus, was schmeckt; die hier abgedruckten Rezepte bieten allesamt eine sehr leckere, nahrhafte und abwechslungsreiche Kost, die dem Genuss und der Gesundheit gerecht wird.

Bei allen Lebensmitteln aus eigener Ernte oder den Früchten und Beeren aus Feld und Flur sollten wir uns vergewissern, dass sie weder gegen Schädlinge oder Krankheiten gespritzt noch übermäßig gedüngt wurden. Wildpflanzen, die sich selbst schützen und gegen alle Umwelteinflüsse behaupten müssen, lassen sich Zeit mit ihrem Wachstum und ihrer Entwicklung. Sie bilden Stoffe, die sie vor Umweltschäden, Pilzen, Bakterien oder Tierfraß bewahren. Dazu gehören auch die lange verkannten sekundären Pflanzenstoffe (SPS). Viele dieser bislang als zweitrangig betrachteten pflanzlichen Inhaltsstoffe sind erst in den vergangenen Jahren näher erforscht worden. Heute gelten die sogenannten SPS als die neuen Gesundheitsförderer. Nicht zu unrecht, denn im menschlichen Organismus entfalten diese Vitalstoffe ähnliche Wirkungen wie in der Pflanze, indem sie das Immunsystem stärken, vor Freien Radikalen schützen und dem Körper helfen, Pilze, Bakterien oder auch Viren abzuwehren.

2. Allgemeine Tipps für die Zubereitung des Weißdorns

Wenn Sie sich entschlossen haben, Weißdornfrüchte für herzstärkende Tinkturen und andere Heilmittel zu sammeln, nehmen Sie doch ein paar Früchte mehr ins Körbchen – für köstliche Marmelade, die zudem reich an gesundheitlich wertvollen Inhaltsstoffen ist.

Die Mühe der Vorbereitung und Verarbeitung der Wildfrüchte ist schon bald vergessen. Vielleicht können Sie Ihre Familie oder Freunde motivieren, beim Einholen der Beeren zu helfen. Dann bereitet die Ernte der kleinen Weißdornfrüchte keinen Verdruss, sondern Freude, trägt zur Entspannung bei und baut Stress und Verstimmungen ab. Gesundheit und Wohlbefinden hängen nicht einzig und allein von Heilpflanzen, gesunden Beeren und Früchten ab, die ich sammeln und verarbeiten möchte. Auch die Lebenseinstellung, die innere Einstellung zu den Dingen, zu meiner Umgebung, meiner Krankheit, aber auch zu der Pflanze ist maßgeblich daran beteiligt.

Hinweis

Damit die erste selbstgemachte Weißdornmarmelade nicht enttäuscht, müssen Sie beachten, dass Weißdornfrüchte wenig Eigengeschmack haben. Im Volksmund werden sie deshalb auch Mehlbeere genannt. Aber weil sie so neutral sind, kann man sie wunderbar mit anderem Obst kombinieren und sie als Grundlage für Marmeladen oder Gelees nehmen. Die Mischungen in den Rezepten berücksichtigen das. Es soll uns ja schmecken, sonst verlieren wir schnell die Lust an heilsamer, natürlicher Kost, mag sie auch noch so gesund sein. Mit ein bisschen Übung und Phantasie entdecken Sie später eigene Vorlieben und Variationen und bereiten sich die Weißdornfrüchte nach Ihren Geschmacksvorstellungen zu.

Dass man nicht nur die Weißdornfrüchte, sondern auch Blätter und Knospen des Weißdorns essen kann, ist vielleicht nicht jedem bekannt. Nehmen Sie dafür die frischen Maiblättchen, sie sind noch zart und schmecken leicht nussig. Schneiden Sie die Blätter einfach unter Ihren Salat, und wenn Sie mögen, streuen Sie noch einige geschlossene Knospen darüber.

Zu den folgenden Rezepten sei erwähnt, dass Sie die Angaben über die Gelierhilfen natürlich variieren können. Wenn dort z.B. Gelierzucker im Verhältnis 1:1 angegeben ist, können Sie auch andere Gelierhilfen verwenden. Die meisten von Ihnen haben im Marmeladekochen sicherlich Erfahrung und bevorzugen ganz bestimmte Geliermittel. Die können Sie dann auch auf die Rezepte in diesem Buch umrechnen.

Wenn Sie also lieber mit „Gelierzucker extra" arbeiten möchten, kommen auf 1250 g vorbereitete Früchte nur noch 500 g des Zuckers. Wenn Sie „Gelfix leicht" verwenden, kommen auf 1 kg Früchte gerade noch 250 g Fruchtzucker, Zucker oder Süßstoff. Auch „Opekta Gourmet flüssig", die Gelierkraft aus dem Apfel, kann mit den Angaben in den Rezepten ausgetauscht werden. Hierbei rechnet man auf 1500 g Früchte 2 kg Zucker und 1/2 Flasche Opekta.

Ich bevorzuge Geliermittel aus dem Reformhaus. Dort erhalten Sie beispielsweise das aus Meeresalgen gewonnene Agar-Agar oder Gelierhilfe aus Pektinen, die aus Rückständen der Apfelsaftgewinnung bzw. aus den Schalen von Zitrusfrüchten hergestellt wurde. Diese Produkte kommen ohne zusätzliche Konservierungsmittel, ohne Schaumverhütungsmittel und ohne künstliche Süßstoffe aus. Halten Sie sich an die Angaben der Hersteller oder kochen Sie vorher eine Probe. Für eigene Rezeptideen kann man grundsätzlich davon ausgehen, dass Marmeladen sich gut aus mehligen Früchten herstellen lassen, Gelees lieber aus saftreichen und sehr pektinhaltigen Fruchtsorten. Pektin- und säurearmen Sorten gibt man zum besseren Gelieren noch einen Spritzer Zitrone hinzu.

Für alle Rezepte gilt: Gut gereinigte und heiß ausgespülte Gläser mit Schraubverschluss (Twist-Off-Gläser) bereithalten. Ich stelle sie immer auf ein feuchtes Tuch, damit sie beim Einfüllen der heißen Masse nicht platzen. Falls sich beim Kochvorgang Schaum bildet, was meistens der Fall ist, muss er abgeschöpft werden. Nach dem randvollen Einfüllen der Marmelade drehen Sie den Deckel fest zu und stellen die Gläser sofort für einige Minuten auf den Kopf, damit die Luft entweicht.

3. Rezepte für Gelees und Marmeladen mit Weißdorn

Weissdorngelee

1 kg Weißdornfrüchte
Zitronensaft
300 g Zucker oder Vollrohrzucker

Zubereitung:

Lassen Sie die Früchte mit etwas Zitronensaft und 1/2 l Wasser in ca. 30 Minuten zu Mus kochen. Rühren Sie zwischendurch immer wieder um. Anschließend lassen Sie die Fruchtmasse über Nacht durch ein Tuch ablaufen und fangen den Saft auf. Auf einen 1/2 l Saft gibt man etwa 300 g Zucker. Nun erneut aufkochen, bis der Saft durch seinen eigenen Pektingehalt zu gelieren beginnt. Jetzt füllen Sie das Gelee in Gläser mit Schraub-verschluss.

Weissdornmus

1 kg Weißdornfrüchte
2 EL Zitronensaft
Honig
1 Gläschen Weinbrand

Zubereitung:

Die gesäuberten Beeren kochen Sie mit etwas Wasser weich. Sobald die Beeren aufplatzen, zerdrücken Sie sie mit einem Stampfer oder pressen sie durch ein Sieb, damit die Kerne zurückbleiben. Das Mus mit Honig, Zitronensaft und, je nach Geschmack, mit dem Weinbrand aromatisieren. Es kann wie das Gelee pur genossen, als Brotaufstrich verwendet oder in Quark, Müslis usw. eingerührt werden. Dieses Mus lässt sich auch als gesundheitsförderndes Mittel einsetzen. Lassen Sie dann den Weinbrand weg und nehmen Sie täglich 2-3 TL davon ein.

Weissdorn-Holundergelee

1 kg Weißdornfrüchte
1 kg Holunderbeeren
1 kg Gelierzucker
2 EL Zitronensaft

Zubereitung:

Die verschiedenen Früchte werden mit wenig Wasser getrennt weich gekocht, da sie unterschiedlich fest sind. Wenn sie zu Mus gekocht sind, lassen Sie sie durch ein Mulltuch ablaufen. Fangen Sie den Saft auf und messen Sie seine Menge. Mischen Sie ihn im Verhältnis 1:1 mit Gelierzucker, geben Sie die Zitrone hinzu und kochen Sie das Ganze wie gewohnt zu Gelee.

Weissdorn-Holundermarmelade

1 kg Weißdornfrüchte
500 g Holunderbeeren
500 g Zucker

Zubereitung:

Kochen Sie die Weißdornfrüchte in 1/4 l Wasser 5 Minuten lang und in einem separaten Topf die Holunderbeeren in 1/8 l Wasser zu Mus. Anschließend passieren Sie die Früchte durch ein Sieb, mischen das Mus beider Fruchtsorten und wiegen es ab. Sie erhalten von jeder Sorte etwa 500 g Fruchtmark, insgesamt also 1000 g. Die Hälfte des Gesamtgewichtes (ca. 500 g) an Zucker hinzufügen und alles noch einmal aufkochen lassen. Sofort in vorbereitete Gläser mit Schraubverschluss abfüllen.

Hinweis

Das Fruchtmark ist an sich schon fest, da es kaum Wasser enthält. Wir benötigen den Zucker zur Konservierung und um den Geschmack abzurunden.

Weissdorn-Berberitze-Holundermus

1125 g Weißdornfrüchte
130 g Berberitzenfrüchte
750 g Holunderbeeren
650 g Zucker

Zubereitung:

Kochen Sie die Weißdorn- und Berberitzenfrüchte zusammen in 1/4 l Wasser, in einem anderen Topf die Holunderbeeren ebenfalls in 1/4 l Wasser weich. Alle Fruchtsorten drücken Sie durch ein Sieb, vermengen sie und messen sie ab.

Sie erhalten knapp 700 g Weißdorn-Berberitzenmus sowie 600 g Holundermus, insgesamt also rund 1300 g Fruchtmus. Die Hälfte des Gesamtgewichtes an Zucker hinzufügen (etwa 650 g) und alles zusammen noch einmal aufkochen. Füllen Sie das Mus sofort in vorbereitete Gläser mit Schraubverschluss.

Weissdorn-Brombeer-Kornelkirschenmus

600 g Weißdornfrüchte
250 g Kornelkirschen
250 g Brombeeren
450 g Zucker

Zubereitung:

Die Weißdornfrüchte kochen Sie mit 1/8 l Wasser, die Kornelkirschen in einem 2. Topf mit 4 EL Wasser und die Brombeeren in einem 3. Topf ohne Wasserzugabe. Anschließend pressen Sie alle Fruchtsorten durch ein Sieb, vermengen und wiegen sie. Sie erhalten etwa 400 g Weißdornmus, 200 g Kornelkirschenmus und 300 g Brombeermus, insgesamt also rund 900 g Fruchtmus. Die Hälfte des Gesamtgewichts (etwa 450 g) an Zucker fügen Sie hinzu und lassen alles noch einmal aufkochen. Den Fruchtaufstrich füllen Sie sofort in vorbereitete Gläser mit Schraubverschluss.

Wissenswertes über die Kornelkirsche

Die Kornelkirsche, im Volksmund auch Herlitze oder Dörlitze genannt, ist eine kleine, rote, ovale Frucht, die etwa 2 cm lang wird und im September reift. Am besten schmecken die Früchte, wenn sie so reif sind, dass sie von selbst vom Strauch fallen. Kornelkirschen enthalten nur sehr wenig Pektin und gelieren deshalb sehr schlecht. Am besten mischt man sie mit pektinhaltigen Fruchtsorten und vermeidet so unnötig lange Kochzeiten. Kornelkirschen können mit den Kernen gekocht und nach etwa 15 bis 20 Minuten durch ein Sieb passiert werden.

Weissdorn-Kürbis-Zwetschenmus

1600 g Weißdorn-früchte
550 g Kürbis
1050 g Zwetschen
1250 g Zucker

Zubereitung:

Die Weißdornfrüchte kochen Sie mit gut 1/8 l Wasser zu Mus. In einem 2. Topf kochen Sie das Kürbisfleisch mit 3 EL Wasser und zerdrücken es. Die entsteinten Zwetschen werden mit 3 EL Wasser gekocht. Weißdornfrüchte und Zwetschen durch ein Sieb passieren, alle 3 Sorten Fruchtmus vermengen und abwiegen. Sie erhalten etwa 1000 g Weißdornmus, 500 g Kürbismus und 1000 g Zwetschenmus, also rund 2500 g Fruchtmus. Die Hälfte des Gesamtgewichtes an Zucker (ca. 1250 g) fügen Sie hinzu und lassen alles noch einmal aufkochen. Den Fruchtaufstrich sofort in vorbereitete Gläser mit Schraubverschluss abfüllen.

Weissdorn-Birne-Mahonienmus

500 g Weißdornfrüchte
300 g Mahonie
375 g Birne
450 g Zucker

Zubereitung:

Die Weißdornfrüchte kochen Sie mit gut 1/8 l Wasser, die entkernten und kleingeschnittenen Birnen in einem 2. Topf in 1/8 l Wasser zu Mus. Die Mahonienfrüchte werden mit 5 EL Wasser in einem weiteren Topf erhitzt. Anschließend müssen alle Fruchtsorten durch ein Sieb passiert, vermischt und abgewogen werden. Sie erhalten von jeder Fruchtsorte etwa 300 g, insgesamt also rund 900 g Fruchtmus. Sie fügen ca. 450 g (die Hälfte des Gesamtgewichtes) an Zucker hinzu und lassen alles zusammen noch einmal aufkochen. Den Fruchtaufstrich sofort in vorbereitete Gläser mit Schraubverschluss abfüllen.

Wissenswertes über die Mahonie

Die Früchte der Mahonie (Mahonia spec.) ähneln in ihrer Zusammensetzung denen der Berberitze (Berberis vulgaris) und werden wie diese verwendet. Die Mahonie enthält jedoch einen geringeren Anteil an Berberin. In der Naturheilkunde wird sie als Lebertonikum verwendet. Ihre Bezeichnung „Yerba de la sangre“ (Kraut des Blutes) weist auf ihre Wirksamkeit als Blutreinigungsmittel hin. Die Mahonie ist ein niedriger, buschiger Strauch, der kaum mehr als 2 Meter hoch wird und gefiederte, glänzend grüne Blätter treibt. Im Frühling trägt der Mahonienstrauch stark duftende, leuchtend gelbe Blüten, die in großen Büscheln an den Zweigen sitzen. Seine Beeren sind blauschwarz.

Weissdorn-Zierapfel-Birnenmus

1800 g Weißdornfrüchte
1000 g Zieräpfel
500 g Birnen
1000 g Zucker

Zubereitung:

Sie kochen alle Fruchtsorten getrennt zu Mus; die Weißdornfrüchte mit 1/2 l Wasser, die kleingeschnittenen Zieräpfel mit 1/4 l Wasser und die entkernten und kleingeschnittenen Birnen mit 1/8 l Wasser. Anschließend geben Sie alle Fruchtsorten durch ein Sieb, mischen und wiegen sie ab. Sie erhalten etwa 900 g Weißdornmus, etwa 900 g Zierapfelmus und 400 g Birnenmus, insgesamt also rund 2200 g Fruchtmus. Die Hälfte des Gesamtgewichtes an Zucker (ca. 1100 g) fügen Sie hinzu und lassen alles zusammen noch einmal aufkochen. Den Fruchtaufstrich füllen Sie sofort in vorbereitete Gläser mit Schraubverschluss.

Weissdorn-Karotten-Berberitzenmus

450 g Weißdornfrüchte
200 g Berberitzenfrüchte
500 g Karotten
450 g Zucker

Zubereitung:

Die Weißdornfrüchte kochen Sie zusammen mit den Berberitzenfrüchten in 5 EL Wasser und passieren sie anschließend durch ein Sieb. Die Karotten werden geputzt, kleingeschnitten, mit 1/4 l Wasser in einem 2. Topf gegart und püriert. Danach vermengen Sie das Fruchtmus mit dem Karottenpüree und wiegen es ab. Sie erhalten fast 500 g Weißdorn-Berberitzen-Mus und 400 g Karottenpüree, insgesamt also rund 900 g Mus. Die Hälfte des Gesamtgewichtes an Zucker hinzufügen (ca. 450 g) und alles zusammen noch einmal aufkochen. Den Fruchtaufstrich geben Sie sofort in vorbereitete Gläser mit Schraubverschluss.

Weissdorn-Rhabarberaufstrich

450 g Weißdornfrüchte
700 g Rhabarber
450 g Zucker

Zubereitung:

Die Weißdornfrüchte kochen Sie in 3 EL Wasser zu Mus, das Sie durch ein Sieb passieren. Sie ziehen den Rhabarber ab, schneiden ihn klein und kochen ihn in 1/8 l Wasser in einem 2. Topf weich. Anschließend mischen und wiegen Sie beide Sorten. Sie erhalten etwa 300 g Weißdorn-Mus und 600 g Rhabarber, insgesamt also rund 900 g Fruchtmus. Die Hälfte des Gesamtgewichtes an Zucker hinzufügen (ca. 450 g) und alles zusammen noch einmal aufkochen. Den Fruchtaufstrich füllen Sie sofort in vorbereitete Gläser mit Schraubverschluss ab.

Weissdorn-Sauerkirschaufstrich

250 g Weißdornfrüchte
250 g Sauerkirschen
180 g Zucker

Zubereitung:

Die Weißdornfrüchte kochen Sie in 4 EL Wasser zu Mus und drücken sie anschließend durch ein Sieb. Sie entsteinen die Sauerkirschen und kochen sie separat in einem 2. Topf mit 1/4 l Wasser weich. Anschließend mischen Sie das Weißdornmus mit den Kirschen und wiegen das Ganze ab. Sie erhalten etwa 200 g Weißdornmus und 160 g Kirschen, insgesamt also rund 360 g Mus. Die Hälfte des Gesamtgewichtes an Zucker hinzufügen (ca. 180 g) und alles zusammen noch einmal aufkochen. Den Fruchtaufstrich füllen Sie sofort in vorbereitete Gläser mit Schraubverschluss.

Weißdorn-Quitte-Berberitzenaufstrich

1000 g Weißdornfrüchte
600 g Quitten
150 g Berberitzenfrüchte
2 EL Wasser
575 g Zucker

Zubereitung:

Sie kochen die Weißdornfrüchte mit 1/4 l Wasser zu Mus und pressen sie durch ein Sieb. Die kleingeschnittenen Quitten werden in einem 2. Topf mit 1/4 l Wasser weich gekocht und püriert. Die Berberitzenfrüchte erhitzen Sie in einem 3. Topf mit 2 EL Wasser und drücken sie anschließend durch ein Sieb. Alle Sorten werden vermengt und abgewogen. Sie erhalten etwa 500 g Weißdornmus, etwa 500 g Quittenpüree und 150 g Berberitzenmus, insgesamt also rund 1150 g Frucht. Die Hälfte des Gesamtgewichtes an Zucker hinzufügen (ca. 575 g), alles zusammen noch einmal aufkochen und in die vorbereiteten Gläser mit Schraubverschluss füllen.

Weißdorn-Johannisbeeraufstrich

250 g Weißdornfrüchte
250 g rote Johannisbeeren
180 g Zucker

Zubereitung:

Die Weißdornfrüchte werden zusammen mit den Johannisbeeren in 1/8 l Wasser gekocht, anschließend durch ein Sieb passiert und abgewogen. Die angegebenen Mengen ergeben etwa 360 g Fruchtmus. Die Hälfte des Gesamtgewichtes an Zucker hinzufügen (ca. 180 g) und alles zusammen noch einmal aufkochen. Den Fruchtaufstrich füllen Sie sofort in vorbereitete Gläser mit Schraubverschluss.

Weißdorn-Stachelbeeraufstrich

500 g Weißdornfrüchte
500 g Stachelbeeren
385 g Zucker

Zubereitung:

Die Weißdornfrüchte kochen Sie mit 1/8 l Wasser, die Stachelbeeren separat in 4 EL Wasser zu Mus. Anschließend beide Fruchtsorten durch ein Sieb passieren, vermengen und abwiegen. Die angegebenen Mengen ergeben etwa 370 g Weißdornmus und 400 g Stachelbeermus, insgesamt also rund 770 g Fruchtmus. Sie geben die Hälfte des Gesamtgewichtes an Zucker hinzu (ca. 385 g) und kochen alles zusammen noch einmal auf. Dann füllen Sie den Fruchtaufstrich sofort in die vorbereiteten Gläser mit Schraubverschluss.

Weissdorn-Holunder-Berberitze-Kürbisaufstrich

490 g Weißdornfrüchte
200 g Holunderbeeren
95 g Berberitzenfrüchte
280 g Kürbis
365 g Zucker

Zubereitung:

Die Weißdornfrüchte kochen Sie mit 1/8 l Wasser zu Mus und drücken sie durch ein Sieb. Die Holunderbeeren werden zusammen mit den Berberitzenfrüchten in 6 EL Wasser gekocht und ebenfalls durch ein Sieb passiert. Sie kochen das Kürbisfleisch in 4 EL Wasser und pürieren es anschließend. Alle Sorten werden vermengt und abgewogen. Sie erhalten etwa 300 g Weißdornmus, etwa 200 g Holunder-Berberitzenmus und 230 g Kürbispüree, insgesamt also rund 730 g Fruchtmus. Die Hälfte des Gesamtgewichtes an Zucker hinzufügen (ca. 365 g) und alles zusammen noch einmal aufkochen. Den Fruchtaufstrich füllen Sie sofort in vorbereitete Gläser mit Schraubverschluss.

Weissdorn-Quittenaufstrich

1200 g Weißdornfrüchte
750 g Japanische Quitten
600 g Zucker

Zubereitung:

Die Weißdornfrüchte kochen Sie mit 3/8 l Wasser zu Mus und drücken sie anschließend durch ein Sieb. Die Japanischen Quitten werden klein geschnitten, mit 1/4 l Wasser weich gekocht und dann ebenfalls durch ein Sieb gepresst. Anschließend mischen und wiegen Sie beide Fruchtsorten. Sie erhalten je Frucht etwa 600 g, insgesamt also rund 1200 g Mus. Die Hälfte des Gesamtgewichtes an Zucker (ca. 600 g) fügen Sie hinzu, lassen alles zusammen noch einmal aufkochen und füllen den Fruchtaufstrich sofort in vorbereitete Gläser mit Schraubverschluss.

VIII. Pflegemittel für Haut und Haare

Die Kosmetikindustrie macht sich seit langem die ausgleichende und adstringierende Wirkung des Weißdorns zunutze. Weißdornauszüge werden deshalb Cremes zur Pflege fettiger oder irritierter Haut hinzugefügt. Sie können auch Cremes mit Weißdornauszügen selbst zubereiten. Auch Gesichtswasser oder Haarspülungen mit Weißdorn sind schnell hergestellt. Wenn Sie bereits Erfahrung mit selbstgemachter Kosmetik haben, können Sie generell beim Anrühren die Wasserphase durch Weißdorntee ersetzen das geht bei Cremes ebenso gut wie bei Shampoos, Reinigungsmilch, Körperlotionen usw.

Wichtig bei der Herstellung ist, dass Sie auf größtmögliche Sauberkeit aller Geräte wie Tiegel, Rührlöffel und Messbecher achten, um Bakterienbefall und Schimmelbildung zu verhindern. Alle selbst angefertigten Kosmetika müssen rasch verbraucht werden, da sie nicht konserviert sind. Gesichtsmasken stellen Sie ohnehin immer erst direkt vor Gebrauch frisch her. Anstelle von Heilerde können Sie für Gesichtsmasken auch Quark oder Kleie mit Weißdorntee anrühren. Bei selbstgemachter Kosmetik sind Kreativität und Phantasie erlaubt.

Gesichtswasser

1 Hand voll Weißdornblüten und -blätter
1 EL Honig

Zubereitung:

Gießen Sie kochendes Wasser (etwa 130 ml) über die Weißdornblüten und -blätter, so dass sie vollständig bedeckt sind und lassen Sie sie 15 Minuten ziehen, bevor sie durchgesiebt werden. Diesem Tee fügen Sie 1 EL Honig hinzu. Damit betupfen Sie das Gesicht öfters oder reiben es sanft ab.

Wirkung: Dieses Gesichtswasser fördert die Durchblutung und beruhigt die Haut. Da dem Gesichtswasser kein Alkohol zur Konservierung hinzugefügt wird, sollten Sie es im Kühlschrank aufbewahren; dann hält es sich ca. 3 Tage.

Hinweis

Einen starken Teeaufguss mit Weißdornblüten können Sie auch als Gesichtsdampfbad verwenden.

Haarspülung

1 EL Weißdornblüten und -blätter

Zubereitung:

Die Weißdornblüten und -blätter übergießen Sie mit 1/4 l kochendem Wasser, lassen den Aufguss 15 Minuten ziehen und filtern ihn anschließend durch.

Wirkung: Dieser Teeaufguss fördert die Durchblutung und Regeneration der Kopfhaut. Verwenden Sie ihn nach dem Haarewaschen wie eine Haarspülung und spülen Sie die Wirkstoffe nicht wieder aus.

Haarwasser

1 Hand voll getrocknete Weißdornblüten

1/4 l Obstessig

Zubereitung:

Übergießen Sie die Weißdornblüten mit dem Essig und lassen Sie die Mischung 5 Tage in einem geschlossenen Gefäß ziehen. Anschließend wird die Flüssigkeit abgefiltert. Je nach Haarlänge mischen Sie 2 oder 3 EL Weißdornessig mit einer kleinen Tasse warmem Wasser. Diese Mischung verteilen Sie auf dem feuchten Haar und lassen sie einige Zeit einwirken. Anschließend spülen Sie mit warmem Wasser nach.

Wirkung: Dieses Haarwasser wirkt regulierend bei trockenem oder fettendem Haar und bei zu Schuppenbildung neigender Kopfhaut. Das Haar bekommt mehr Glanz und die Durchblutung der Kopfhaut wird angeregt. Wenn das Haarwasser Ihnen gut getan hat, verdoppeln Sie die Zutaten. Kühl aufbewahrt hält es sich monatelang.

Hinweis

Außer als Haarspülung können Sie den Weißdornessig auch in der Küche für Salate u.a. verwenden.

Weissdornblütencreme

1 TL Weißdornblüten

5 g Bienenwachs

15 g Lanolinanhydrid (Wollwachs)

40 g Mandelöl

Zubereitung:

Bereiten Sie zunächst einen Weißdorntee zu, der ruhig stärker sein darf als der Tee, den Sie trinken würden. Dafür gießen Sie die Blüten mit 40 g kochendem Wasser auf und lassen den Aufguss 10 Minuten ziehen.

Im Wasserbad lösen Sie die gesamten Fettanteile auf, also Bienenwachs, Wollwachs und Mandelöl. Das Fett sollte eine Temperatur von 65° bis 70° nicht überschreiten. In das geschmolzene Fett träufeln Sie etwas von dem Tee (nie umgekehrt) und rühren kräftig um. Anschließend geben Sie den restlichen Tee in feinem Strahl zu dem Fett und rühren so lange, bis die Masse milchig wird und eindickt. Das dauert einige Minuten, wobei die Creme allmählich abkühlt.

Zu fest gewordene Creme kann man nochmals erhitzen und etwas Öl hinzufügen. Zu flüssige Creme erhitzt man ebenfalls erneut und rührt etwas geschmolzenes Bienenwachs darunter.

Die Creme ist nicht konserviert und sollte im Kühlschrank aufbewahrt werden. Bitte innerhalb von 2 Wochen verbrauchen!

Weissdorn-Gesichtsmaske

3 EL Weißdornblüten und -blätter
3 EL Heilerde
8 Tropfen Olivenöl
5 Tropfen Zitronensaft

Zubereitung:

Bereiten Sie zuerst aus den Weißdornblüten und -blättern wie üblich einen Tee, wobei Sie etwa 1 Tasse Wasser verwenden. Filtern Sie den Tee durch. Nun rühren Sie die Heilerde mit soviel Tee an, dass ein Brei entsteht. Fügen Sie der Masse die weiteren Zutaten hinzu. Den Heilerdebrei warm auf das gereinigte Gesicht auftragen, 20 Minuten wirken lassen und lauwarm abspülen.

Diese Maske tut fettiger, zu Unreinheiten neigender Haut gut. Bei trockener und sehr empfindlicher Haut lassen Sie den Zitronensaft weg und geben etwas mehr Öl hinzu.

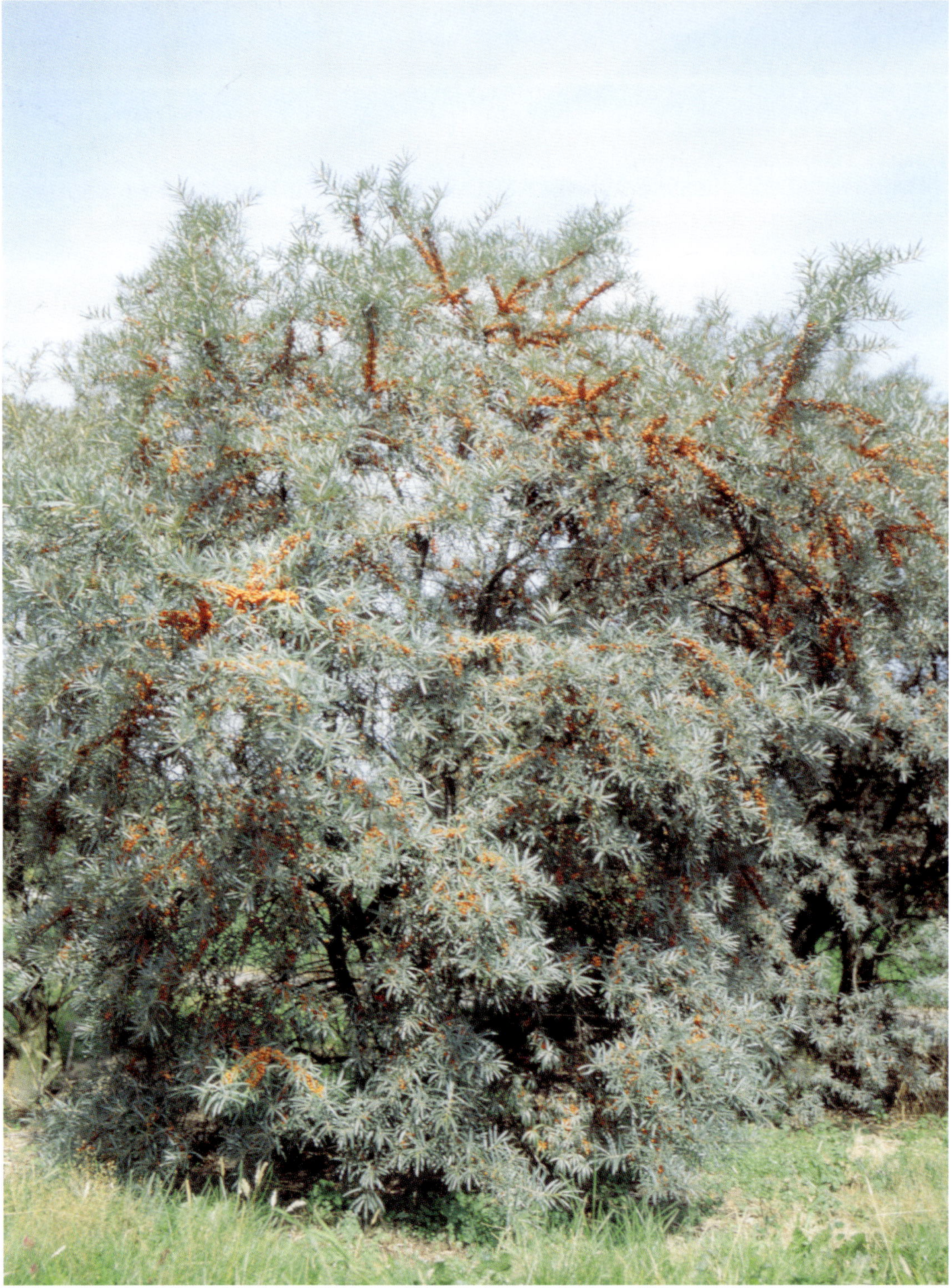

Einleitung Sanddorn

Das Äußere einer Pflanze ist nur
die Hälfte ihrer Wirklichkeit
(Johann Wolfgang von Goethe)

Mit schmalen Blättern, die an Silberweiden erinnern, und einem fast undurchdringlichen Geäst besiedelt eine robuste und eher unscheinbare Pionierpflanze unsere Berge, Flüsse, Auen und Dünen. Jedoch im Herbst, zur Reifezeit zahlreicher Wildfrüchte, präsentiert sich dieser Strauch in einem auffälligen Kleid. Dann leuchten seine gelb-orangefarbenen Früchte wie kleine Feuerwerke aus den Gebüschen hervor. Wie unzählige kleine Perlen gruppieren sie sich an den dünnen Zweigen, die in langen spitzen Dornen enden. Gemeint ist der Sanddornstrauch, dessen Früchte eine interessante Geschichte in der traditionellen Volksmedizin haben.

Gerade in jüngster Zeit hat die Forschung den Sanddorn „entdeckt“ und die interessierte Öffentlichkeit mit Aufsehen erregenden Erkenntnissen überrascht. Nicht Exoten wie Zitrone, Orange und Ananas sind die Fitmacher und Vitaminspender schlechthin; einheimischer Sanddorn übertrifft bei weitem den Vitamin C-Gehalt der vielgepriesenen Zitrone und überrundet sogar die schwarze Johannisbeere. Außer der Spirulina Alge konnte bisher auch keine Pflanze nennenswerte Konzentrationen an Vitamin B 12 aufweisen; doch der Sanddorn enthält alle Vitamine der B-Reihe, und das ist schon eine ganz außergewöhnliche Qualität.

In anderen Kulturen, so etwa in der traditionellen chinesischen Medizin, wird die Sanddornfrucht als Heilmittel seit mehr als 1000 Jahren verwendet. Die kostbaren Sanddornöle, die aus dem Sanddornfruchtfleisch oder aus den Sanddornsamen gewonnen werden, enthalten Wirkstoffe, die sich in Indien, China, Russland und in Tibet bei Strahlenschäden, Entzündungen des Magens, Geschwüren, Nierenschwäche, Blutungsneigung, Neurodermitis und vielen anderen Beschwerden bewährt haben.

Auch in unserer Heimat war der Sanddorn ein wichtiges Nahrungsergänzungsmittel und ein Vitamin C-Lieferant, besonders in Kriegs- und Nachkriegsjahren. Durch den wachsenden Import von Südfrüchten geriet er jedoch zunehmend in Vergessenheit. Allerdings wurde er in der DDR stets in großen Plantagen angebaut, so dass wir auf zahlreiche Erzeugnisse von Firmen zurückgreifen können, die sich von jeher auf die biologische Herstellung hochwertiger Sanddornprodukte konzentriert haben.

Fertige oder selbsthergestellte Produkte zur Nahrungsergänzung wie Säfte, Konfitüren oder Mus sind äußerst vielseitig anwendbar und eignen sich hervorragend zum Kombinieren mit weiteren Zutaten. Sanddornmarmelade mit Kürbis oder Weißdorn kann man nicht kaufen, aber sie ist recht schnell hergestellt und kann auch den Zweifler überzeugen, dass gesunde Kost lecker sein kann. Einen Energieschub können Sie sich gleich zum Frühstück holen, wenn Sie Sanddornmus ins Müsli oder Joghurt geben oder sich daraus ein Getränk mit Soja oder Milch rühren. Mit seinem frischen, etwas herb-fruchtigen Geschmack und seinen wertvollen Inhaltsstoffen kann auch der Sanddornlikör die Lebensgeister wecken. Sie werden im Verlauf dieses Buches feststellen, dass sich mit Sanddorn für jeden Geschmack und verschiedenste Vorlieben etwas ganz Leckeres herstellen lässt.

Sie können auch die heilenden Inhaltsstoffe des Sanddorns in Form von Cremes auf sich wirken lassen. Diese haben sich besonders bei Hautalterung, Hautallergien, Sonnenbrand oder bei der Babypflege bewährt. Das ist jedoch nur ein erster Eindruck von dem, was Sanddorn Ihnen bieten kann.

Lassen Sie sich Seite für Seite in die Geheimnisse der Natur einführen. Sie werden erstaunt sein, welch ein Reichtum, welch ein Segen darin verborgen liegt.

I. Botanik des Sanddorns

Botanische Bezeichnung: Hippophae rhamnoides L.

Familie: Ölweidengewächse (Elaeagnezeen)

1. Verbreitungsgebiet

Der Sanddorn ist ein sehr robuster und anpassungsfähiger Strauch, der nahezu auf jedem Boden gedeiht: auf trockenem sandigem Grund, im Gebirge, an überfluteten Ufern und steinigen Kiesbänken der Alpenflüsse, aber auch an den Küsten der Nord- und Ostsee. Es gibt maritime und kontinentale Unterarten des Sanddorns. Die maritimen finden sich entlang der Nord- und Ostsee sowie in Nordwestfrankreich, Südostengland, Belgien, Litauen, Finnland und Norwegen; die kontinentalen Unterarten verbreiten sich von den Pyrenäen über die Alpen, Karpaten, den Kaukasus, das Altai-Gebirge bis hin zum tibetischen Hochplateau, in die Mongolei und China. Das Altai-Gebirge, die mongolische Steppe und das tibetische Hochplateau gelten als die Urheimat des Sanddorns.

Je nach Standort unterscheidet sich der Sanddorn im Wuchs, in der Größe, in der Ausstattung mit Dornen oder in Form und Farbe der Frucht. Im Allgemeinen wird der Sanddorn zwischen 1 und 6 Meter hoch. Manche eher seltene Prachtexemplare bezeugen, dass er auch 10 Meter hoch werden kann. Bekannt ist ein Sanddornbaumriese in der tibetischen Provinz Dulongdesching; er soll 17 Meter hoch sein und am Fuß einen Durchmesser von 2 Metern haben. Neben diesem Riesen ist der Hippophae tibetana, der noch in einer Höhe von 5000 Metern gedeiht, mit seinen gerade 10 cm ein äußerst kleiner Vertreter der Sanddornfamilie. Seine winzigen Früchtchen haben es jedoch in sich, sie enthalten nämlich bis zu 19,5 % Kernöl in den Samen. Auf den Nordseeinseln wächst der Sanddorn meist auch nur zu einem kleinen Strauch von etwa 0,5 bis 1,5 Metern heran. So ist er optimal vor heftigen Winden und dem rauen Klima geschützt.

Auch die Früchte des Sanddorns sind verschieden. Auf den Friesischen Inseln wie Juist oder an der Ostseeküste sind sie beispielsweise erheblich größer als in den Alpenländern.

Der Sanddorn bildet ein sehr dichtes Wurzelwerk, sogenannte Wurzelbrut. Aus dem verwobenen Wurzelsystem bilden sich zahlreiche Ausläufer, Adventivsprossen, die sich sternförmig ausbreiten. Auffallend ist, dass die nach Süden gerichteten Ausläufer viel länger sind als diejenigen, die nach Norden weisen. Mit seinem Wurzelsystem festigt und bindet der Sanddorn das Erdreich an Hängen, Ufern, an künstlich angelegten Böschungen, Dünen, an Flussgeröll oder in Überschwemmungsgebieten.

Stabilität erhält der Sanddorn außerdem durch seine bis zu 3 Meter in die Erde hinunterreichenden Haupt- bzw. Pfahlwurzeln. Die Wurzeln leben in Symbiose mit einem luftstickstoffbindenden Strahlenpilz der Gattung Franckia, Sektion Actinomycetes, die als kleine braune gallenartige Knöllchen sichtbar werden. Sanddorn ist also nicht nur ein Befestigungskünstler, er reichert auch den Boden mit Stickstoff an und wird als Ruderalpflanze zur Erschließung und zur Rekultivierung von Ödland angepflanzt.

Es sollte jedoch nicht übersehen werden, dass der Sanddornstrauch trotz seiner üppigen Wuchsfreude und ökologisch wertvollen Eigenschaften inzwischen zu den gefährdeten Pflanzenarten gehört. Viel zu häufig werden ganze Sanddornbestände gerodet oder abgebrannt, um Weideland zu gewinnen oder um Brennholz zu erhalten.

2. Botanische Merkmale

Die Rinde des Sanddorns ist anfangs behaart und nimmt eine weißgrüne Färbung an, die sich später ins Dunkelbraune verwandelt. Ältere Sanddornsträucher weisen eine schuppige, rissige graubraune oder fast schwärzliche Borke auf. An den zweijährigen Zweigen bilden sich Seitentriebe mit abstehenden, spitzen Dornen. Vor dem Laubausbruch, etwa im Mai, beginnt die Blütezeit des zweihäusigen Strauches. Männliche Blüten sind dicklich braun und haben eine hervortretende Narbe. Sie wachsen einzeln an den rutenförmigen Zweigen, die in einen spitzen langen Dorn auslaufen. Weibliche Blüten, die in den Achseln der Zweige sitzen, sind ganz klein, von grün-gelblicher Farbe und von Schuppenblättern umgeben. An den weiblichen Sträuchern bilden sich im Herbst die signalrot leuchtenden Scheinfrüchte, die jeweils einen Kern umschließen.

Die Blätter sind an der Oberseite graugrün und ihre feinen Sternhärchen glänzen silbern. Die Unterseite der Blätter, die meistens eine rostfarbene Mittelrippe haben, wirkt durch die Schildhaare weißgrau. Die feine Behaarung an den Blättern reflektiert die Sonnenstrahlen und schützt so die Blattzellen vor Austrocknung. Sanddornblätter sitzen an ganz kurzen Stielen und haben eine sehr schmale, linealisch-lanzettliche Form. Je nach Standort sind sie 10-100 mm lang und bis 18 mm breit; sie sind ganzrandig und wechselständig angeordnet.

Die Früchte werden vor dem ersten Frost, je nach Sorte, etwa im August/September geerntet und sofort verarbeitet.

Sanddornbeeren können wir noch zur Winterzeit, nach dem Laubabfall, sogar mit Schnee bedeckt, finden. Aber zum Pflücken ist es dann schon zu spät. Zu dieser Zeit haben sie schon etliches an Vitaminen verloren und auch der Geschmack ist durch den Oxidationsprozess der Zimtsäure beeinträchtigt. Nur auf Plantagen, auf denen die Ölgewinnung im Vordergrund steht, lässt man die Beeren länger am Strauch hängen.

3. Sanddorn im Garten

Da der Sanddorn zweihäusig ist, können sich die begehrten Beeren nur entwikkeln, wenn genügend männliche Sträucher in der Nähe von weiblichen wachsen. Schon aus diesem Grund ist Sanddorn als Gartenpflanze nur bedingt geeignet. Um einen guten Ertrag zu erzielen, sollten einem weiblichen Strauch wenigstens 2 männliche Pflanzen zugesellt werden. Auf Plantagen wird der Befruchtung in der Weise nachgeholfen, dass zu einem weiblichen Strauch etwa 9 männliche gepflanzt werden.

Bei guter Pflege kann der Sanddorn ab dem 3. Jahr Früchte hervorbringen und 18 Jahre lang Erträge liefern. Im Garten pflanzt man ihn an die Südseite oder in Reihen, die von Norden nach Süden laufen, damit er sich ohne Beschattung durch andere Pflanzen ungestört ausbreiten kann. Denn als Lichtbote und Lichtträger braucht er Wind und Sonne. Licht ist sein Lebenselixier.

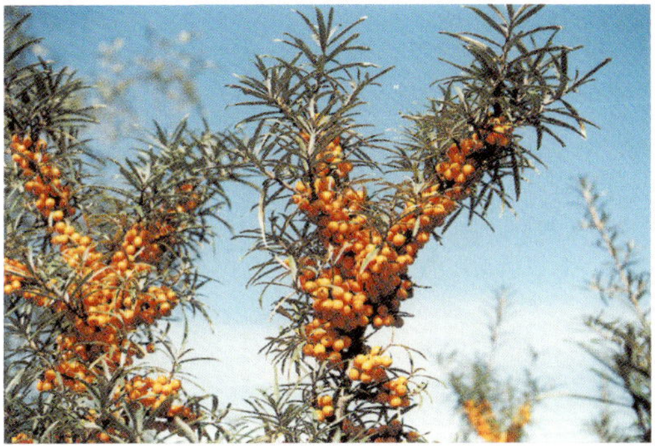

Ansonsten ist er eine anspruchslose Wildpflanze, die mit harten Wachstumsbedingungen zurecht kommt. Deshalb legt er auch keinen Wert auf üppig gedüngte Böden. Eine gelegentliche, geringfügige Phosphorgabe kann den Ertrag erhöhen.

Es ist festgestellt worden, dass der Sanddornstrauch sogar die Fähigkeit hat, Mikroelemente aus dem Erdreich zu speichern, und dies in konzentrierter Form. Als beispielsweise der Gehalt an Kupfer, Kobalt und Zink in den Beeren bestimmt wurde, stellte man fest, dass die Werte erheblich höher waren als die des Bodens, in dem der Strauch wuchs.

Sanddorn lässt sich sehr leicht aus Stecklingen ziehen. Abgeschnittene junge Zweige (Grünstecklinge), die man in Wasser stellt, treiben rasch Wurzeln. Auch die Wurzelschösslinge können abgenommen und eingepflanzt werden. Im Gegensatz zur Aussaat von zweijährigen keimfähigen Samen kann bei der vegetativen Vermehrung gleich auf das Mengenverhältnis zwischen früchtetragenden weiblichen und der Bestäubung dienenden männlichen Pflanzen Einfluss genommen werden.

Außer einem Startdünger haben die Stecklinge keine Ansprüche an den Boden, der sogar recht mager sein darf, wie es Sandböden sind.

Bewährte Anbausorten, die aus Ostdeutschland stammen, können Sie in gut sortierten Baumschulen kaufen. Bei den weiblichen Sträuchern, bei denen auf hohe Fruchtsaftgewinnung mit großem Vitamin C-Gehalt Wert gelegt wird, werden 2 Sorten mit Namen Hergo (früher „Herzfelder Gold“) und Leikora (früher „Leitzkauer Orange“) besonders bevorzugt.

- Hergo ist seit 1983 im Handel. Er ist starkwüchsig (2-4 Meter Höhe), hat dünne Äste und ist die ertragreichste Sorte. Seine hellorangefarbenen großen Früchte sind von Anfang bis Mitte September pflückreif.
- Leikora ist seit 1979 im Handel. Er ist starkwüchsig (4-6 Meter Höhe) mit dicken Ästen und auch besonders ertragreich. Seine sehr großen dunkelorangefarbenen Früchte sind von Mitte/Ende September bis Oktober reif.

Weitere Sorten, die ebenfalls für den Hausgarten geeignet sind und reichlich Vitamine enthalten, sind beispielsweise:

- Frugana (4 Meter Wuchshöhe): Sie ist eine sehr frühreife mildfruchtige Sorte. Die Früchte lassen sich gut pflücken und die Reifezeit liegt im August.
- Dorana (1-1,5 Meter Wuchshöhe): Sie ist der kleinste Sanddorn und bildet kaum Ausläufer, was sie für den kleinen Hausgarten besonders geeignet macht. Sie hat einen extrem hohen Vitamin C-Gehalt. Ihre Früchte reifen im September.
- Ascola (bis 6 Meter Wuchshöhe): Diese große Sorte ist besonders reich an Vitamin E. Ihre Früchte reifen Ende August bis Anfang September.
- Männliche Sträucher (Pollmix-Klone) sollten immer in der Überzahl sein, um die Befruchtung zu gewährleisten, und Blühzeiten haben, die zu den weiblichen Pflanzen passen.

4. Anbau und Züchtung

Bis in die achziger Jahre des 20. Jahrhunderts hinein war die damalige UdSSR führend bei der Züchtung, dem Anbau und der Verarbeitung; heute steht Sibirien in der Züchtung und Forschung an erster Stelle. In der früheren DDR wurden 1989 noch etwa 300 ha Sanddornplantagen kultiviert. Nach der Wende gingen allerdings viele Firmen in Konkurs, die Plantagen lagen brach, Wildschäden besorgten den Rest und vernichteten die Sanddornbestände. Seit einigen Jahren ist die Tendenz wieder steigend: In Ostdeutschland wurde eine Gesellschaft zur Förderung und Erforschung des Sanddorns gegründet und dort ansässige Firmen setzen wieder auf hochwertige Sanddornprodukte in Demeter-Qualität. Im Berlin-Brandenburger-Raum gibt es gleich mehrere Plantagen, die Sanddornspezialitäten anbieten.

Weltweit werden Projekte durchgeführt, bei denen Sanddorn-Züchtungen aus Deutschland und anderen Ländern großflächig angebaut werden. Im Rahmen des Projektes Ökoplant in der Toskana pflanzte man nach kontrollierten Demeter-Richtlinien 120 Sanddornsorten an, in Südchile wird Sanddorn zusammen mit Cranberrys (großfruchtige Moosbeere) und anderen Pflanzen auf 30 000 ha angebaut, in Oregon (USA) und im Nordwesten Kanadas gibt es ähnliche Vorhaben. China besitzt mittlerweile mit 1 Million ha das weltweit größte Sanddornvorkommen. Noch vor einigen Jahrzehnten fand der Sanddorn dort wenig Beachtung und wurde fast nur als Erosionsschutz des „Gelben Flusses" oder als Lieferant für Brennholz angepflanzt. Als man erkannte, welche wertvollen Wirkstoffe der Sanddorn enthält, wurde er gezielt zu medizinischen Zwecken angebaut; er ist seit 1977 im offiziellen chinesischen Arzneimittelbuch verzeichnet. Auf meiner mehrmonatigen Indienreise 2001 erfuhr ich während meines Aufenthaltes in einer seit Jahrzehnten bestehenden Ayurvedaklinik, dass der Sanddorn im Bundesstaat Himalaya in großem Umfang zu Forschungszwecken angebaut wird und in der traditionellen Medizin seit Jahrtausenden gebräuchlich ist.

II. Mystik und Namen

1. Lichtbote und Kind des Windes

Sanddorn gilt in der Anthroposophie als Lichtbote und Kind des Windes. Nach den Richtlinien der anthroposophischen Lehre von Rudolf Steiner sind im Sanddorn die Lebensbildekräfte des Windes als Luftelement und der Sonne als Feuerelement vertreten. Der hohe Carotingehalt ist Ausdruck seiner Lichtdynamik, seiner außerordentlichen Fähigkeit, Lichtenergien aufzunehmen. Auch die Tatsache, dass der Sanddorn außer dem Fruchtfleisch auch die Samen mit Öl zu durchtränken vermag, weist auf kosmische Licht-Wärme-Energien hin. Dass der Sanddorn in unseren sonnenarmen Gefilden dazu fähig ist, ist eine ungewöhnliche Leistung; sonst kennen wir dies nur aus sonnenverwöhnten Ländern bei der Olive, der Ölpalme oder der Paprika.

Sanddorn braucht den Wind und die Sonne zum Leben. So ist sein Oberirdisches, wie die Blüten, die sich vollkommen dem Wind hingeben, in besonderem Maße in Luft und Licht hineingebildet. Die essentiellen Fettsäuren in den Sanddornfrüchten stellen die kosmischen Energien dar, die gesättigten Fettsäuren die Erdenschwere.

Sanddorn-Fruchtfleischöl ist durchsetzt mit den Wärmekräften der Elemente und wirkt deshalb schützend, bewahrend und wärmend.

Das Öl aus den Kernen speichert die Lichtkräfte, deshalb regt es aus geistig-spiritueller Sicht die Stoffwechselprozesse der Haut an.

2. Herkunft des Namens

Botanisch war der Sanddorn lange Zeit nicht eindeutig zuzuordnen. Alten Kräuterbüchern zufolge wurde er als Rhamnus (Stechdorn) geführt, obschon er nicht zu den Rhamnazeen gehört. Der englische Botaniker William Turner erwähnte Mitte des 16. Jahrhunderts eine Pflanze namens „Halimus", die besonders zahlreich auf den Ostfriesischen Inseln und an der Meeresküste in Flandern verbreitet sei. Vermutlich handelte es sich hierbei um den Sanddornstrauch. Erst 1753 erhielt der Sanddorn von dem schwedischen Naturforscher Linnè den botanischen Namen Hippophae rhamnoides. Hippophae lässt sich aus dem Griechischen ableiten: hippo = Pferd und phao = glänzend oder Licht. Merkwürdig ist die Namensgebung schon; möglicherweise hängt sie damit zusammen, dass im antiken Griechenland den Pferden Sanddornblätter und junge Triebe ins Futter gemischt wurden, um ihr Fell und ihre Augen zum Glänzen zu bringen. Im Ethymologischen Wörterbuch der botanischen Pflanzennamen von Helmut Genaust wird dieser Interpretation allerdings widersprochen. Er vermutet, dass pheos = stachelige Sippe der Pflanze den Namen gegeben habe.

Im Volksmund kennt man den Strauch je nach Region auch als Sandbeere, Dünendorn, Korallenstrauch, Wehdorn, Weidendorn, Orangenbeerstrauch, Fasanbeere, Sandweide, Seedorn, Audorn, Haffdorn oder rote Schlehe.

In England ist der Strauch unter dem Namen sea buckthorn bekannt; in den Niederlanden als Duinboorn oder Kattendoorn, in Italien als spina bianca oder oliveti di spini. In Russland nimmt sein Name Bezug auf die fest am Zweig haftenden Früchte und heißt dort Oblepicha.

III. Geschichte und Forschung

1. Zur Geschichte der Sanddornmedizin

Seit vielen Jahren gilt dem Sanddorn rund um den Globus reges wissenschaftliches Interesse; aber die Volksheilkunde in aller Welt verfügt bei der Anwendung von Sanddorn als Heilmittel schon über uralte Traditionen.

In der tibetischen Medizin, die auf altindische Quellen zurückgreift, wird Sanddorn (tibetisch: darbu) seit dem 8. Jahrhundert in dem ältesten tibetischen Medizinwerk „rGyud bzi“ erwähnt. In Form von Salben, Pasten, Umschlägen, Tinkturen, Pillen und Pulvern fand er Verwendung bei Verbrennungen, Erfrierungen, Frauenleiden, Magenerkrankungen, Tumoren sowie Atemwegserkrankungen, aber auch zur allgemeinen körperlich-geistigen Stärkung.

Etwa im 13. Jahrhundert soll mit dem Buddhismus das Grundlagenwerk der tibetischen Medizin und somit das Wissen von der Heilkraft des Sanddorns in die Mongolei eingezogen sein. In der dortigen Volksmedizin werden Sanddornprodukte bei Husten, zur Blutverdünnung, bei Rheuma, Leber- oder Lungenerkrankungen verwendet. Ein aus Blättern und Zweigen abgekochter Sud wird gegen Dünn- und Dickdarmkrebs empfohlen. In Sibirien gibt es die gleichen Überlieferungen und Empfehlungen. Außerdem wird dort der Sud auch gegen Haarausfall und drohende Kahlköpfigkeit eingesetzt.

In Mitteleuropa wurde das Heilmittel Sanddorn erstmals ausführlich vom Schweizer Botaniker Johannes Bauhin (1541-1613) erwähnt, als er schrieb: „Die Sanddornbeeren tuen durch ihren sauren Geschmack dem seekranken Magen und ekelerfüllten Gaumen wohl. Den Speichel locken sie hinreichend hervor und Fiebernden vertreiben sie den Durst.“

In der traditionellen Volksmedizin früherer Zeiten wurde der Sanddorn bei verschiedensten Leiden verwendet.

So nutzte man Sanddornblätter als Umschlag bei Entzündungen und Sanddornblättersaft als Mittel gegen Steinleiden; außerdem war man überzeugt davon, dass sowohl die Blätter als auch der Saft das „wilde Fieber“ löschen und zerfressende Geschwüre heilen könnten.

2. Sanddorn-Forschung

Sanddorn hat in der Vergangenheit schon viele Jahre lang die Wissenschaft beschäftigt und tut dies noch heute. Hierfür einige Beispiele:

Im Zentrum für wissenschaftliche Forschungen in Russland werden hochwirksame Heilmittel aus den Blättern, Zweigen sowie der Rinde des Sanddorns beispielsweise gegen Diabetes, Krebserkrankungen, Strahlenschäden, Metallvergiftungen oder Herzischämie erprobt.

Klinische Heilbehandlungen in Russland und China verzeichnen sehr gute Erfolge bei Angina pectoris, Herzinsuffizienz, Embolien oder Thrombosen. Sanddornöl wird in diesen Ländern auch bei Krebs und Tumoren angewandt, besonders bei Sarkomen und Melanosarkomen oder bei Erkrankungen der Haut und der Schleimhaut, die durch Strahlentherapie verursacht wurden. Spezielle klinische Studien in China ergaben, dass Patienten mit Strahlenschäden, die durch eine Krebstherapie ausgelöst wurden, eine Gesundungsrate von etwa 85% aufwiesen, nachdem sie Sanddornöl oral zu sich genommen hatten. Versuchsweise wird Sanddornöl als Stoßtherapie (1-2 mal täglich 10 ml) auch bei Brust- und Lungenkrebs oder bei Leberkarzinomen geprüft. Die Antioxidanzien, die im Sanddorn doppelt so hoch sind wie in Ginseng, sowie die Epoxide, langkettige Kohlenwasserstoffe, die besonders in den Schalen der Früchte vorkommen und im Trester enthalten sind, haben tumorhemmende Wirkung. Nicht der einzeln isolierte Wirkstoff, sondern die Gesamtheit der Inhaltsstoffe – wie Flavonoide, Antioxidanzien, Sterine und ungesättigte Fettsäuren – erklären den Heilerfolg.

Trotz weltweiter Forschung auf dem Gebiet der Sanddorn-Medizin sind sicherlich noch längst nicht alle Rätsel um diese Heilpflanze gelöst. Vielleicht behält ja die Natur das eine oder andere Geheimnis noch eine Weile für sich.

IV. Wirkstoffe des Sanddorns

Sanddorn ist außerordentlich reich an Vitaminen, Mineralien, Spurenelementen und Begleitstoffen. Man sollte sich seine Wirkung zunutze machen: Eine Sanddornkur, zum Beispiel mit täglich 2-3 EL Sanddornfruchtmark, kann im Frühjahr helfen, den Organismus wieder in Schwung zu bringen und die sogenannte Frühjahrsmüdigkeit zu überwinden. Im Sommer geben uns seine Inhaltsstoffe die Antriebskraft für unsere vermehrten Aktivitäten; außerdem schützen sie vor den Gefahren von Ozon, Smog und UV-Strahlungen. Im Herbst helfen uns seine Vitalstoffe, das Immunsystem aufzubauen. Und im Winter können wir unseren Organismus mit Sanddorn vor Erkältungskrankheiten schützen.

Die Blätter des Sanddorns enthalten viel Vitamin C, Karotinoide, Flavonoide, Sterine, Triperpenole und mindestens 10% Gerbstoffe (Tannine). In der Rinde des Sanddorns findet man neben Serotonin auch das Alkaloid Hippophaein (0,3 – 0,4%), das geschwulsthemmende Wirkung hat.

Verwendet werden jedoch vor allen Dingen die Sanddornfrüchte wegen ihrer außerordentlichen Vielfalt an Wirkstoffen.

1. Inhaltsstoffe der Sanddornfrüchte im Überblick

Sanddornfrüchte enthalten:

- Eiweiß (1,4 – 2,8 g)
- Fettes Öl (5 – 8,5 g), welches aus Glyceriden der Oleinsäure (10,5%), Stearinsäure (10,4%), Linol- und Palmitinsäure (6,1%) besteht
- Freie Aminosäuren (67% essentiell)
- Phospholipide (Lecithin und Kephalin)
- Rohfaser 0,8 g
- Gesamtsäure 1,5 – 5,3 g, davon 1,1 – 5,9 mg Apfelsäure
- Kohlenhydrate 7,64 g, davon sind 105 – 914 mg Glucose, des weiteren Fructose sowie Pektine
- Mineralstoffe und 15 Spurenelemente wie Kalium, Kalzium, Magnesium, Zink, Kupfer, Kobalt, Eisen
- Vitamin C (Ascorbinsäure) 50 – 900/1500 mg
- Vitamine des B-Komplexes (je unter 1 mg) wie B1-Thiamin (0,02 – 0,35 mg/100 g), B2-Riboflavin (0,03 – 0,30 mg/100 g), B3-Niacin (k.A.), B9-Folsäure (0,8 mg/100 g), Vitamin B12-Kobalamin

- Carotinoide 10,1 – 40,9 mg/100 g, – davon Vitamin A (Beta-Carotin) 2 – 12 mg außerdem Kryptoxanthin, Zeaxanthin und Physalein
- Vitamin P (Flavonoide wie Rutin) 75 – 100 mg
- Vitamin E (Tocopherole) 5 – 15 mg

2. Wirkstoffe im Einzelnen

Vitamin C

Die größte Bedeutung für unsere Leistungsfähigkeit, für alle dynamischen Lebensvorgänge hat das Vitamin C. Ohne dieses einzigartige Molekül wäre die Entwicklung von Vitalität, von Begeisterung und Freude, von Bewegung und Leben kaum denkbar. Je aktiver (im positiven wie auch im negativen) ein Lebewesen ist, desto mehr Vitamin C beansprucht es auch. Eine Pflanze braucht verhältnismäßig wenig von diesem Stoff, und beinahe alle Tiere produzieren diese Immunsubstanz in ihrem Stoffwechsel aus Glukose selbst. Menschen können das nicht, sie müssen das lebensnotwendige Vitamin C mit der Nahrung aufnehmen.

Im menschlichen Organismus hat Vitamin C sehr wichtige Aufgaben, die sich mit zwei einfachen Begriffen zusammenfassen lassen: Stabilisierung der Psyche und Immunschutz. Es bewirkt die Produktion von Nervenreizstoffen und fördert die Ausschüttung von Hormonen der Thymusdrüse. Vitamin C ist der größte Feind aller Krankheitserreger und der sogenannten Freien Radikalen.

Was richten Freien Radikale im Körper an?

Unsere Zellen sind ständig besonders aggressiven Molekülen ausgesetzt, den sogenannten Freien Radikalen. Sie entstehen jederzeit im Stoffwechselgeschehen und werden beispielsweise durch Umweltgifte wie Autoabgase, Smog, Ozon, Pflanzenschutzmittel, zu langes Sonnenbaden, Rauchen, Stressfaktoren und Konservierungsstoffe noch vermehrt.

Der Prozess der Zellschädigung durch Freie Radikale läßt sich folgendermaßen erklären: Beim „normalen“ Sauerstoff sind die Atome von gepaarten Elektronen umgeben, ein Sauerstoffradikal aber weist ungepaarte Elektronen auf und verbindet sich dadurch sehr leicht mit anderen lebenswichtigen Bestandteilen der Körperzellen. Diese werden dabei oxidiert (d.h. Elektronen werden abgegeben) und Zellen, Zellmembran und Zellkern werden geschädigt.

Erste Anzeichen einer derartigen Belastung durch Freie Radikale können Müdigkeit, depressive Zustände oder Nervosität sein. Auch das Kurzzeitgedächnis läßt zu wünschen übrig, Antriebsschwäche und Abgeschlagenheit nehmen zu. Ein Übermaß an Freien Radikalen verschlechtert den Allgemeinzustand erheblich, schwächt das Immunsystem, beeinträchtigt das Gefäßsystem und beschleunigt den Alterungsprozeß.

All diese unspezifischen Anzeichen können natürlich auch andere Ursachen haben und Hinweis auf erstzunehmende Erkrankungen geben.

In der Sanddornfrucht und den Sanddornprodukten kommt das Vitamin C in Kombination mit einer ganzen Fülle von Antioxidanzien sowie den sogenannten Bioflavonoiden vor. Bioflavonoide sind wichtige Schutzstoffe, die sich hauptsächlich direkt unter der Schale der Früchte befinden. Mit diesen Schutzstoffen verteidigen sich die Pflanzen vor Krankheiten wie Viren, Pilzen, Bakterien und Umweltschäden. Außerdem verleihen sie den Pflanzen, Früchten und Blüten ihre kräftige Farbe. Sie bewahren aber auch das Vitamin C vor Zerstörung und können seine Wirkung sogar bis um das 20fache erhöhen. Heute weiß man, dass diese Bioflavonoide im menschlichen Organismus die gleichen Aufgaben übernehmen wie in der Pflanze (siehe Vitamin A und Flavonoide).

Wer also fit und belastbar sein will, hat wesentlich mehr davon, wenn er immer die ganze Frucht samt dem Fruchtfleisch zu sich nimmt, als nur die selektierte Ascorbinsäure. Denn Vitamin C aus natürlichen Quellen wird vom Körper viel besser aufgenommen als synthetisch hergestelltes, auch wenn sich analytisch keine Unterschiede feststellen lassen. Vielleicht liegt es daran, dass Vitamin C in der Natur niemals isoliert vorkommt, sondern immer in Verbindung mit weiteren Vitaminen und Wirkstoffen. Sanddorn enthält eine ganze Reihe an Wirk- und Schutzstoffen, die die empfindlichen Schleimhäute des Magens und der Speiseröhre schützen. Deshalb vertragen Menschen mit bekannter Zitrus-Überempfindlichkeit die Einnahme von Vitamin C aus dem Sanddorn viel besser als aus anderen Früchten.

In 100 g frischen Sanddornbeeren sind 450 bis 1500 mg Vitamin C festgestellt worden, je nachdem, aus welchem Anbaugebiet der Sanddorn stammt. Sanddornbeeren übertreffen mit ihrem außerordentlich hohen Vitamin C-Gehalt selbst Zitrusfrüchte.

Vitamin C hat nicht nur eine Schutzfunktion. Es wirkt sich auch positiv auf die Bildung von Botenstoffen des Immunsystems aus, wie beispielsweise von Interferon; das sind körpereigene Immunsubstanzen, die gegen Viren und Bakterien kämpfen. Vitamin C fördert u.a. die Wundheilung, regt die Knochenmarks- und Nebennierenfunktion an, stärkt das Bindegewebe und verbessert die Fettverbrennung und Eisenaufnahme. Es wirkt entgiftend und hemmt die Aufnahme selbst von Schwermetallen, aber auch von stark fettlöslichen Umweltgiften und Pestiziden wie DDT, Dieldrin, PCP und Lindan. Vitamin C wird bei allen Infektionskrankheiten gebraucht und ist allgemein für den gesamten Zellstoffwechsel notwendig. Bei zu niedrigem Vitamin C-Plasmaspiegel erhöht sich das Risiko, an Kehlkopf-, Mundhöhlen-, Bauchspeicheldrüsen-, Magen-, Mastdarm- oder Brustkrebs zu erkranken. Vitamin C schützt vor krebserregenden Nitrosaminen, Aminen, Nitrit oder Nitrat. Sehr wichtig wird das Vitamin auch bei Grauem Star

(Katarakt). In der durch Katarakt veränderten Linse finden sich häufig niedrige Vitamin C und L-Glutathion-Konzentrationen. Studien ergaben, dass eine tägliche Einnahme von Vitamin C in der Menge von 300-600 mg das Risiko einer Kataraktentstehung bis zu 50% vermindert. In China war die Behandlung von Grauem Star mit Sanddornöl in 40% der Fälle erfolgreich.

Einen erhöhten Vitamin C-Bedarf haben Menschen, die sich oft müde und abgeschlagen fühlen, die Stärkung nach schweren oder chronischen Krankheiten brauchen, ältere Menschen, Raucher, Dialysepatienten sowie kleine Kinder oder Frauen in der Schwangerschaft. Auch bei Stress, erhöhtem Alkoholkonsum, nach Behandlungen mit Antibiotika oder auch bei Diäten sollte man an Vitamin C denken. Moderne Biochemiker aus den USA raten dringend, die neuen Empfehlungen der Deutschen Gesellschaft für Ernährung zu korrigieren. Statt der angegebenen 150 mg Vitamin C sollte jeder Erwachsene täglich bis zur fünffachen Menge zu sich nehmen. Das ist berechtigt, denn schon eine Zigarette kann 30 mg des Vitamins rauben; dazu kommen Stress, Fehlernährung und viele andere Faktoren, die das Vitamin C zerstören oder dessen Aufnahme vermindern.

Antioxidans Vitamin E

Wie wir sehen, steht Sanddorn als Vitamin C-Spender trotz zahlreicher Konkurrenten erwiesenermaßen an erster Stelle. Aber auch, was die Vielfalt wertvoller Vital- und Nährstoffe angeht, übertrifft er andere Früchte bei weitem. Neben dem wasserlöslichen Vitamin C ist das fettlösliche Vitamin Karotin ebenso wie Vitamin E in den Sanddornfrüchten enthalten.

Vitamin E ist genaugenommen ein Oberbegriff für eine Reihe von Substanzen, zu denen die Tocopherole und deren Untergruppen Alpha, Beta, Gamma und Delta gehören. Wenn man die empfohlene Tagesdosis von 20-30 mg zugrundelegt, ist die biologische Aktivität von Alpha Tocopherol im Sanddornöl mit 184,4 mg/100 g außergewöhnlich hoch. Außerdem schützt der hohe Vitamin E-Gehalt die wertvollen ungesättigten Fettsäuren in Lebensmitteln und im Sanddornöl vor dem Angriff der aggressiven Sauerstoffradikalen und verhindert, dass sie oxidieren, d.h. ranzig werden. Im menschlichen Organismus geschieht ähnliches; auch hier schützen die Tocopherole die Lipide der Zellen und Gewebe vor Oxidation und bewirken somit eine Verlangsamung des Alterungsprozesses. Vitamin E fördert die Elastizität des Bindegewebes und erhöht den Feuchtigkeitsgehalt sowie die Enzymaktivität der Haut. Besonders das Enzym SOD (Superoxiddismutase) verringert schädliche Einflüsse der UV-Strahlungen. Nimmt man 10 Tage vor dem geplanten Urlaub Vitamin E ein, verdoppelt sich die Lichtschutzfunktion des Sonnenschutzmittels. Dadurch werden bei starker Sonnenbestrahlung wesentlich weniger Hautzellen geschädigt, ihre Degeneration zu sogenannten Sonnenbrandzellen wird geringer. Wird Vitamin E regelmäßig und länger als 10 Tage eingenommen, wandelt der Körper es in Alpha-Tocopherole um. Wird das Vitamin E als Radikalenfänger im Körper verbraucht, ist wiederum Vitamin C gefragt, um das Depot wieder aufbauen zu können. Vitamin E ist ebenfalls notwendig für die Regulierung des Fettstoffwechsels, es beugt Arteriosklerose vor und es hilft den roten Blutkörperchen beim Sauerstofftransport.

Krebsforscher sind sich einig, dass die antioxidative Wirkung von Vitamin E die Erbsubstanz (DNA) sowie die Zellmembranen vor dem Einfluss aggressiver, krebserzeugender Teilchen schützt. Im Fruchtfleischöl ist der gesamte Tocopherolgehalt mit 330,4 mg/100 g enorm hoch. Auch andere Pflanzenöle enthalten das Antioxidans Vitamin E. Wenn Sie am Tag 30 g Sonnenblumenöl zu sich nehmen, erhält der Körper etwa 18 mg an Tocopherol; das sind 60 mg/100 g; bei Sojaöl rund 36 mg, d.h. 120 mg/100 g.

Antioxidans Vitamin A

Im Sanddorn ist Vitamin A und sein Provitamin Beta-Karotin in fast ebenso großen Mengen wie das Vitamin C vorhanden. Karotinoide und andere Pflanzenfarbstoffe wie die Flavonoide zählen zu den sekundären Pflanzenstoffen (SPS). Unter diesem Oberbegriff werden etwa 30000 verschiedene Stoffe in Gruppen zusammengefasst wie beispielsweise Phytosterine, Saponine, Phytoöstrogene, Sulfide oder Lektine. Die große Gruppe der Polyphenole gliedert sich noch einmal in verschiedene Gruppen, von denen die Flavonoide und die Phenolsäuren die bedeutendsten sind. Beta-Karotin, die Vorstufe von Vitamin A, gehört zu den SPS. In der Natur verleiht es den Sanddornfrüchten die kräftig orangerote Farbe, physikalisch gesehen dient es als Lichtträger, Lichtabsorber und Farbträger. Beta-Karotin inaktiviert den durch UV-Licht entstehenden aktiven Sauerstoff und vermindert somit eine Oxidation von Zellbestandteilen, wodurch sich auch das Entstehen Freier Radikaler reduziert. Bei Karotinoiden wie Beta-Karotin und Canthaxanthin wurde eine Abwehr stimulierende, immunisierende Wirkung nachgewiesen. Dieses Vitamin besitzt entzündungshemmende, antimikrobielle Eigenschaften, die die B- und T- Zellen aktivieren und Schutz vor Viren, Pilzen und Bakterien bieten. Vitamin A wird bei allen schweren Erkrankungen oder Zivilisationserkrankungen wie Herzschwäche, Arteriosklerose u.a. notwendig. Fehlt dieses Vitamin im Körper, ist das deutlich an der Entvitalisierung und Vertrocknung der Haut zu erkennen. Sie altert rascher, wird faltig und rau. Auch die Sehschärfe und das Farbsehen sind beeinträchtigt, denn Vitamin A ist ein sehr wichtiger Bestandteil des Sehpurpurs (Retinol). Da das Beta-Karotin Licht in den Pflanzen absorbiert, entwickelt es in der Hornschicht und im Unterhautgewebe menschlicher Haut ähnliche Mechanismen, sozusagen einen Farbausgleich. Sanddornöl enthält zudem Ursolsäure und Melanine; deshalb kann es bei unterschiedlichen lokalen Pigmentstörungen ausgleichende Wirkung entfalten. Unregelmäßigkeiten in der Hautfärbung haben oft hormonelle Ursachen und stehen häufig mit einer gestörten Melaninbildung in Zusammenhang. Bei langer Sonneneinwirkung kann es dann zu Unterpigmentierung, zu fleckiger

Aufhellung der Haut, sogenannter Scheckhaut oder Vitiligo kommen. Bei Überpigmentierung werden hingegen diverse Chloasmen hervorgerufen, die als Sommersprossen, Leberflecken, Altersflecken oder braune Hautstellen bekannt sind.

Wie sich das Fehlen von Karotinoiden in der Natur auswirkt, erleben wir jedes Jahr im Spätsommer, wenn das Laub an den Bäumen in allen Farbnuancen aufflammt, um dann als welkes Blattwerk zu Boden zu sinken. Zum Herbst hin, wenn die Sonne nicht mehr so hoch am Himmel steht, kommt die Produktion von Karotinoiden allmählich zum Erliegen. Damit sind die grünen Blattfarbstoffe, die Chlorophylle, den Freien Radikalen schutzlos ausgeliefert und innerhalb weniger Wochen zerstört. An diesem Naturschauspiel können wir erkennen, wie bedeutend die Schutzwirkung von Vitamin A/Beta-Karotin als Radikalenfänger ist. Wir wissen, dass dieses Vitamin in unserem Organismus die gleichen Schutzaufgaben übernimmt.

Reines Vitamin A kann bei Überdosierung toxisch werden und Symptome wie Übelkeit, Kopfschmerzen, Schwindel oder Sehstörungen hervorrufen. Die Einnahme von Beta-Karotin ist unbedenklich. Die pflanzlichen Karotinoide, die im Sanddorn im Verbund mit wertvollen Begleitstoffen vorhanden sind, reagieren nicht toxisch. Allenfalls lagern sich die Karotinoide im Fettgewebe ab und färben die Haut bräunlich-gelb, wie man es an der frischen Hautfarbe von Babys sieht, die viel Möhrensaft getrunken haben.

Hinweis

Vitamin B-Komplex

Außer den bedeutendsten Antioxidanten wie Vitamin A/C/E enthält die Sanddornfrucht Vitamine aus dem B-Komplex. Das Vitamin B 12 (Cobalamin) kam nach bisherigen wissenschaftlichen Erkenntnissen nicht in der Pflanzenwelt vor; nun muss die Auffassung, dass der Bedarf an Vitamin B 12 nur aus tierischen Quellen wie Fleisch oder Milch zu decken sei, revidiert werden. Vitamin B 12 ist reichhaltig in den Samenschalen des Sanddorns nachweisbar, nicht jedoch in den Ölen. B 12 ist ein lebenswichtiges Vitamin, das im Körper umfangreiche Aufgaben übernimmt. Ein Mangel an Vitamin B 12 kann zu massiven Blutbildstörungen führen, am bekanntesten ist die Anämie, die Blutarmut. Chronischer Mangel an Vitamin B 12 kann auch zur Zerstörung der fettreichen Myelin-Membran der Nerven führen, wodurch schwere Nervenschäden möglich sind. Man sollte auch bei Nervenentzündungen, Arteriosklerose, Fettstoffwechselstörungen, Funktionsstörungen der Bauchspeicheldrüse, Depressionen, bei der Einnahme von Verhütungsmitteln wie der Antibabypille, bei veganer Ernährung oder Appetitlosigkeit an Vitamin B 12 denken. Als Nebeneffekt verschiedener therapeutischer Tests stellte sich heraus, dass Vitamin B 12 auch bei Übergewicht positive Ergebnisse brachte, indem es jene Freien Fettsäuren in der Blutbahn abbaut, die Hungergefühle hervorrufen. Die Probanden bestätigten insgesamt die Abnahme ihres Appetits, auch ihr Heißhunger auf Süßigkeiten, Nikotin und Koffein wurde geringer, was durch die zusätzliche Einnahme von Bärlauchkapseln weiter verstärkt wurde.

Flavonoide

Kommen wir noch einmal auf die Flavonoide zurück, die wie die Karotinoide zu den natürlichen gelben Farbstoffen zählen. Sie gehören zu den Phenolen und sind im Sanddorn beispielsweise als Quercetin, Isorhamnetin und Myricetin vorhanden. Früher wurden die Flavonoide auch als Vitamin P bezeichnet. Ein diesem Vitamin ähnlicher Stoff ist unter der Bezeichnung Rutin geläufig. Bei Blutungsneigungen oder Gefäßbrüchigkeit, aber auch bei Verbrennungen, Schleimhautentzündungen, Thrombozytenmangel und anderen Krankheiten, die Blutungen zur Folge haben, hat Rutin eine abdichtende Wirkung auf die Durchlässigkeit der Gefäße. Des Weiteren unterstützt Rutin die Vitamin C-Aufnahme im Körper. Im Sanddorn sind Phenole als Quercetin, Isorhamnetin, Myricetin sowie Kämpferol enthalten und bilden einen starken Schutz gegen Freie Radikale. Bioflavonoide nimmt der Organismus rasch auf und bewahrt seine Schutzwirkung bis zu 72 Stunden. Durch die Synergiewirkung der ACE-Schutzstoffe, die im Sanddorn vorhanden sind, verstärkt sich diese Wirksamkeit erheblich. Bioflavonoide schützen das Herz-Kreislaufsystem, indem sie die Fließeigenschaften des Blutes verbessern und den Sauerstoffgehalt im Herzmuskel erhöhen; sie beugen Thrombosen vor, beschleunigen den Cholesterinabbau an den Gefäßwänden und vermindern allergische Reaktionen und Entzündungen.

Ungesättigte Fettsäuren

Ungesättigte Fettsäuren spielen eine lebenswichtige Rolle für den gesamten Stoffwechsel. Weil sie vom Körper selbst nicht aufgebaut werden, müssen wir sie mit der Nahrung aufnehmen. Mehrfach oder hochungesättigte Fettsäuren wie die Linol- oder Linolensäure sind beispielsweise im Nachtkerzenöl, Borretschöl und im Schwarzkümmelöl in hoher Konzentration vorhanden. Der Sanddorn verfügt besonders in seinem Kernöl über Alpha-Linolensäure, die zu den Omega 3-Fettsäuren zählt und in Pflanzen äußerst selten vorkommt. All diese ungesättigten Fettsäuren können wir als Vitalbausteine für unsere Zellen betrachten. Mangelt es dem Körper daran, so kann dies zu Ekzemen, Ausschlägen, Hauttrockenheit oder in der Entwicklungsphase auch zu Wachstumshemmungen führen. Wie die Phytosterine sorgen sie dafür, dass gesättigte Fettsäuren, die meist aus tierischen Quellen stammen, im Organismus umgewandelt und weniger als Ablagerungen (Cholesterin) im Gewebe und an den Gefäßwänden zurückbleiben. Im Sanddornfruchtsaft ist bereits eine kraftvolle Mischung aller Wirkstoffe vorhanden, mehr jedoch noch im Sanddornöl.

3. Sanddorn-Öle, eine vielseitige Arznei

Wenn von Sanddornöl die Rede ist, müssen wir zwischen 3 Ölarten unterscheiden: dem Fruchtfleischöl, dem Tresteröl und dem Kernöl. Kein Öl ist wie das andere, alle Öle unterscheiden sich erheblich in ihrem Wirkstoffgehalt. Gewonnen werden sie in technisch anspruchsvollen und aufwendigen Verfahren.

Durch Kaltpressung oder Zentrifugierung des Rohpresssaftes entsteht reines natives Fruchtfleischöl. Durch Extraktion aus Pressrückständen nach der Saftgewinnung erhält man das Tresteröl, das eigentliche Sanddornöl. Durch Trennung der Kerne vom Fruchtfleisch und anschließender Extraktion oder Pressung wird Kernöl gewonnen.

Sanddorn-Fruchtfleischöl

Das Sanddorn-Fruchtfleischöl ist dünnflüssig, bewahrt die kräftig orangerote Farbe der Früchte und hat den typischen Sanddorngeschmack und -geruch. Es weist erheblich mehr Antioxidanzien (Karotin und Vitamin E) auf als Kernöl, weshalb es auch wesentlich stabiler gegen Oxidation ist.

Eine Besonderheit im Fruchtfleischöl ist der hohe Gehalt an ungesättigter Palmitoleinsäure (35%), die in anderen Pflanzenölen überhaupt nicht, und wenn, nur in sehr geringen Mengen vorhanden ist. Da Palmitoleinsäure auch Bestandteil des menschlichen Hautfettes ist, können Sanddorn-Fruchtfleischöle von der Haut sehr gut aufgenommen und verwertet werden. Zum Schutz, zur Pflege und Heilung geschädigter Haut ist es von besonderem Wert.

Sanddorn-Kernöl

Das Sanddorn-Kernöl ist dünnflüssig und wegen des geringeren Karotingehalts weniger intensiv gefärbt als das Fruchtfleischöl. Kaltgepresstes reines Kernöl enthält eine große Menge vorn mehrfach ungesättigten Fettsäuren. Von den rund 89 % ungesättigten Fettsäuren entfallen 30 % auf Alpha-Linolensäure; das wird in der Pflanzenwelt kaum übertroffen. Nur Leinsamen-, Raps- und Nachtkerzenöl haben vergleichbare Werte. Durch den hohen Anteil an Sterinen und Vitamin E kann Kernöl zur Regulierung des Cholesterinspiegels beitragen und anderen Zivilisationserkrankungen entgegenwirken.

Sanddorn-Tresteröl

Tresteröl ist eine Mischung aus Fruchtfleischöl und Kernöl. Nach der ersten Pressung der Sanddornfrüchte bleiben in den Rückständen von Fruchtfleisch, Schalen und Kernen Ölanteile zurück. Diese Teile werden anschließend extrahiert und mit Fruchtfleischöl und Kernöl vermischt. Das Tresteröl ist das primäre Sanddornöl. Es ist in seiner Konsistenz dünnflüssig, sehr farbintensiv, beinahe dunkelrot und weist den fruchttypischen Sanddorngeruch auf. Die ungesättigten Fettsäuren machen hier etwa 74% aus. Im Tresteröl ist die wertvolle Palmitoleinsäure mit 21% vorhanden, die aber von der Oleinsäure mit 25% übertroffen wird. Da bei dem Gewinnungsverfahren des Tresters auch die Schalenwachse mitextrahiert werden, hat es zudem von allen Ölen den höchsten unverseifbaren Anteil an essentiellen Fettsäuren.

Sanddornöle im Vergleich

Inhaltsstoffe	**Sanddorn-Fruchtfleischöl**	**Sanddorn- Tresteröl**	**Sanddorn-Kernöl**
Gesättigte Fettsäuren *(ges.)*	34,6 %	25,7 %	11 %
● Palmitinsäure	30,8 %	23,5 %	8,3 %
Ungesättigte Fettsäuren *(ges.)*	68,4 %	74 %	86,5 %
Einfach ungesättigte Fettsäuren:			
● Palmitoleinsäure	35,6 %	21 %	0,6 %
● Oleinsäure	25,4 %	24,7 %	22,3 %
Mehrfach ungesättigte Fettsäuren:			
● Linolsäure	5,5 %	14,8 %	35 %
● Linolensäure	1,7 %	13,2 %	33 %
Karotinoide	378 mg/100 g	210 mg/100 g	38,1 mg/100 g
Tocopherole	334,4 mg/100 g	280 mg/100 g	260 mg/100 g
● Alpha Tocopherol	184,4 mg/100 g	k. A.	140 mg/100 g

V. Anwendungsbereiche des Heilmittels Sanddorn

In jüngster Zeit ist von zahlreichen pflanzlichen Wunder-Heilmitteln die Rede. Ständig wird der Verbraucher mit Informationen überschüttet, die Hoffnungen wecken, endlich das „richtige" Mittel gefunden zu haben. Ich glaube, dass in all den Hinweisen ein wahrer Kern steckt und dass wir tatsächlich über vielversprechende pflanzliche Heilmittel verfügen. Aber ohne unser eigenes Bemühen, respektvoll mit uns selbst und der Umwelt umzugehen, ohne unsere Bereitschaft, gesund zu werden, kann keine Pflanze Wunder vollbringen. Vieles müssen wir in unserem Inneren verändern, Raum schaffen für positive Werte, vieles in unserer Außenwelt, indem wir neue Strukturen aufbauen. Bei allen Erkrankungen muss immer der ganze Mensch heil werden; nicht ein einzelnes Organ, der ganze Mensch leidet, der ganze Körper ist betroffen, die Seele ebenso wie der Geist. Pflanzen wirken ganzheitlich! Geben Sie der Pflanze Zeit, Ihnen zu helfen. Sanddorn kann Sie in allen Krankheitsphasen wirksam unterstützen, Ihren Organismus beleben und ihm zur Genesung verhelfen.

Sanddornprodukte regen den Stoffwechsel an, fördern den Blutkreislauf, wirken galletreibend und abführend, stärken die Immunkräfte, sind tonisierend und wassertreibend, dichten die Gefäßwände ab, hemmen Entzündungen, befördern die Wundheilung, vitalisieren, schützen und pflegen die Haut und hemmen das Wachstum von Tumoren. Sie wirken unterstützend bei:

Vitaminmangel, Frühjahrsmüdigkeit, Erkältung, Rekonvaleszenz, Infekten, Geschwüren, Appetitmangel, Kreislaufstörungen, Leber-Galle-Milzleiden, Tumoren, Nachtblindheit, Magen-Darmgeschwüren, Nierenschwäche, Blutungsneigungen, Neurodermitis, Akne, Sonnenbrand, Verbrennungen, Narben und Hautalterung.

Im Folgenden soll auf einige Anwendungsgebiete des Sanddorns näher eingegangen werden:

Akne

Bei Akne spielen außer hormonellen Störungen auch Ernährungssünden und seelische Einflüsse eine Rolle. Meist liegt die Ursache in einer Funktionsstörung der Hautdrüsen, die durch Zell- und Talgmasse verstopfen und eitrige Entzündungen hervorrufen. Es sollte auf eine reiz- und fettarme Ernährung geachtet werden. Zur Ausleitung giftiger Stoffe eignen sich Nierentees. Sanddorn können Sie in bereits vorhandene Heilsalben mit etwa 5-10% Sanddornöl einrühren oder Salbenverbände mit 5% Sanddornöl auflegen. Bewährt hat sich auch eine intramuskuläre Injektion von 1-3 ml und die innere Einnahme von Sanddornöltropfen.

Frauenkrankheiten

Ausfluss (Fluor genitalis) kann zahlreiche Ursachen haben. Entzündungen am Gebärmutterhals (Cervix) werden häufig durch Infektionen, Narben oder Risse hervorgerufen und sind meist von Ausfluss begleitet. Wird er durch Atrophie (Östrogenmangel), Trichomonaden oder Candida albicans verursacht, kann je nach Schweregrad der Erkrankung ein mit Sanddorn-Fruchtfleischöl getränkter Tampon helfen. Halten Sie auf jeden Fall vorher Rücksprache mit Ihrem Arzt oder Ihrer Ärztin.

Sanddorn-Fruchtfleischöl ist besonders schleimhautverträglich; es wird mit destilliertem oder abgekochtem Wasser (auf 100 ml = 20-30 Tropfen) verdünnt angewendet. Den Tampon täglich nach 6-12 Stunden wechseln und die Behandlung etwa 1-2 Wochen fortführen. Die orale Einnahme von Sanddornöl wirkt unterstützend.

Gastritis

Entzündungen der Magenschleimhaut können zahlreiche Ursachen haben und im chronischen Stadium zur Geschwürbildung führen. In Russland wird das Öl des Sanddorns meist als Emulsion oder als Gemisch mit Sonnenblumenöl bei Magen-Darmgeschwüren, Entzündungen, aber auch bei bösartigen Geschwulsten, nach Operationen von Magen-Darm-Geschwüren sowie als Bestandteil von Krebstherapien verwendet. Das Öl versorgt den Organismus mit allen notwendigen Vitaminen, Spurenelementen, Karotinoiden, ungesättigten Fettsäuren und Sterinen. Es hemmt die Produktion saurer eiweißabbauender Enzyme (Proteasen) und vermindert die Ausschüttung übermäßiger Magensäure. Studien ergaben, dass Sanddornöl in einer Dosierung von 1-3 ml täglich die Schleimhäute mit einem schützenden Film auskleidet, so dass sie sich wieder beruhigen können und die Entzündung wie auch die Schmerzen binnen 3 Wochen vorübergehen.

Sanddornöl sollte jedoch nicht bei chronischen Durchfällen, Entzündungen der Bauchspeicheldrüse oder akuter Leber- und Gallenblasenentzündung eingenommen werden.

Zwölffingerdarm- und Magengeschwüre

Magengeschwüre (Ulcus ventriculi) und Zwölffingerdarmgeschwüre (Ulcus duodeni) sind weitverbreitete Erkrankungen unserer Zeit. Neben einer gewissen Veranlagung sind auch Ernährungsfehler, Stress und psychische Belastungen die Ursache. Ein Zwölffingerdarmgeschwür ist meistens ein chronisches Leiden, das oft jahrelang diffuse Schmerzen bereitet. Wenn es akut wird, treten starke Schmerzen meist rechts von der Nabelgegend auf.

Klinische Versuche in Russland, deren Ausgangspunkt die unterschiedlichsten Arten von Schleimhautverletzungen waren, weisen auf beachtliche Heilerfolge bei Magengeschwüren hin: Mit einer täglichen Dosis von 1 ml Sanddornöl wurde ab dem 8. Tag eine deutliche Besserung, ab der 2. Woche die vollständige Ausheilung dokumentiert. Das ist ein beeindruckendes Ergebnis und auch deshalb bemerkenswert, weil die Einnahme von Sanddorn mit keinerlei Nebenwirkungen verbunden ist. Selbst wenn Sie 10 ml Sanddornöl pro kg Körpergewicht zu sich nähmen, würde es nicht toxisch wirken.

Mundschleimhautentzündung

Aphten im Bereich der Mundschleimhaut, blutendes oder entzündetes Zahnfleisch oder auch entzündete Mandeln und Rachenkatarrh gehören zu den lokalen Indikationen von Sanddornöl. Es wird, je nach Beschwerden, pur auf die betroffenen Hautstellen aufgetragen oder mit warmer Flüssigkeit, beispielsweise Tee, verdünnt angewandt. Bei Halsschmerzen und Heiserkeit kann das keimtötende und heilende Sanddornöl mit Tees aus Salbei und/oder Fenchel gemischt werden. Auch einige Tropfen, pur auf die Zunge geträufelt und mit dem Speichel im Mund verteilt, sind hilfreich.

Mykosen

Pilzerkrankungen sind ein weit verbreitetes Übel unserer Zeit; am bekanntesten ist der Befall mit Candida albicans. Ernährungsfehler wie Fast Food, Konserven- und Mikrowellenessen, auch Stress, seelische Belastungen sowie die zunehmende Umweltverschmutzung durch Pestizide, Abgase, Zusatz- und Konservierungsstoffe in Nahrungsmitteln u.a. begünstigen eine Schwächung des Organismus und geben den Weg für Viren, Bakterien oder Mykosen frei. Darmpilz geht meist mit Völlegefühl, Blähungen, Durchfall im Wechsel mit Verstopfung, Müdigkeit, depressiven Stimmungen, diffusen Schmerzen und zahlreichen anderen Symptomen einher. Grundsätzlich gehört die Mykosentherapie in geschulte therapeutische Hände.

Als Begleittherapie bei Mykosen hat sich Sanddornöl in Verbindung mit Nachtkerzen- und Teebaumöl bewährt. Sanddornöl als Antioxidans wirkt entzündungshemmend und fängt die Freien Radikalen ab, die als Folge der Mykosetherapie durch Toxine des Pilzes zahlreich freigesetzt werden.

Speziell zur Mykosentherapie wurden Melasan-Pflanzenöl-Kapseln entwickelt, die außer Sanddornöl auch Nachtkerzenöl sowie das besonders pilz- und virenwirksame ätherische Teebaumöl enthalten.

Neurodermitis

Atopische Dermatitis oder endogenes Ekzem ist eine Erkrankung, die angeboren ist oder durch Übersensibilisierung (Atopie) erworben wurde. Da sie durch ein äußerst individuelles Reaktionsmuster geprägt ist, kann man hier keine allgemeine Empfehlung geben, nur Erfahrungsberichte anderer Betroffener weitergeben. Einen positiven Einfluss auf die Haut verspricht die Gamma-

Linolensäure, die im Nachtkerzen- und Borretschöl überaus reichlich vorhanden ist. Auch Sanddornöl ist reich an ungesättigten Fettsäuren. Es kann pur auf die betroffenen Hautstellen oder gemischt mit Nachtkerzen- oder Borretschöl aufgetragen werden. Hierbei empfiehlt sich das Ausprobieren der unterschiedlichen Öle, denn was für den einen gut ist, kann für den anderen Betroffenen wirkungslos bleiben. Bedenken Sie, dass die Karotinoide im reinen Fruchtfleischöl die Haut sehr stark orangerot färben. Nach einigen Minuten sind sie jedoch vollständig von der Haut absorbiert. Achten Sie auf Ihre Kleidung, damit sie nicht eingefärbt wird. Übrigens: Das Kernöl ist weniger intensiv gefärbt.

Für Mutter und Kind

Die zarte Babyhaut bedarf besonders feinfühliger Pflege. Eine ausgezeichnete Wirkstoffkombination für die Säuglingspflege liegt beispielsweise mit dem sogenannten Nabelöl vor, in dem Sanddornöl mit dem ätherischen Teebaumöl und mit Mandelöl gemischt ist. Wegen seiner antiseptischen und antimykotischen Wirkstoffe eignet es sich gut zur Reinigung und Wundheilung des Nabels, wird aber auch bei Soormykosen, Entzündungen und Hautrötungen im Windelbereich verwendet.

Mütter können nach der Entbindung bei schlecht heilenden Dammnähten auf das Öl zurückgreifen. Bei Soor und Rhagaden sowie tiefen blutigen Rissen an den Brustwarzen bringt das Sanddornöl schnell Schmerzlinderung und Heilung. Außerdem vermindert es die Möglichkeit, dass Pilzinfektionen beim Stillen an den Säugling weitergegeben werden. In diesem Fall sollte das Öl nach dem Stillen aufgetragen werden und die verbliebenen Reste sollten vor dem erneuten Anlegen des Babys vorsichtig wieder abgewischt werden.

Zur Vorbeugung oder nach der Entbindung konsequent angewendet, hat sich Sanddornöl auch bei Schwangerschaftsstreifen und Pigmentflecken bewährt.

Strahlentherapie

In Russland wurden nach dem GAU von Tschernobyl und auch heute noch Sanddornprodukte bei Strahlenschäden angewendet. Nicht nur bei radioaktiven Strahlenschäden, auch als Begleittherapie z.B. bei Speiseröhrenkrebs wird Sanddornöl als Schutz vor Bestrahlungsschäden verabreicht. Bewährt hat sich dabei eine Dosierung von 1/2 EL Sanddornöl 2-3 mal täglich, der jeweils vor dem Essen eingenommen wird. Die Einnahme des Öls wird noch bis zu 2-3 Wochen nach Abschluss der Strahlentherapie fortgesetzt.

Wundliegen

Dekubitus (Wundliegen) tritt häufig bei älteren oder kranken bettlägerigen Menschen auf, die in ihrer Beweglichkeit stark eingeschränkt sind. Durch den ständigen einseitigen Druck auf bestimmte Körperpartien kommt es zu einer mangelhaften Gewebsernährung, die bis zum Absterben des Gewebes, zu Nekrosen und Druckgeschwüren führen kann. Sanddornöl lindert die Entzündungen und fördert die Wundheilung. Bei großflächig betroffenen Hautstellen ist es ratsam, das Sanddornöl nicht unverdünnt anzuwenden. Hierfür können Sie das Öl in andere Heilsalben einrühren oder sich selbst eine Mischung herstellen. Nehmen Sie dazu 9 Teile Vaseline und 1 Teil Sanddornöl. Nach dem Auftragen des Öls sollten Sie die Haut zusätzlich mit einem Wundverband schützen.

Arteriosklerotische und thrombotische Prozesse

Arteriosklerotische Veränderungen, also verhärtete oder sklerotische Arterien, führen zu einer stetigen Verengung der Gefäße, die sich so sehr verschließen können, dass letztlich kein Blut mehr durchfließen kann. Meistens sind ganz bestimmte Gefäßgebiete betroffen, wie Gehirngefäße, Herzkranzgefäße, Gefäße der Beine, des Darms oder der Nieren. Neuere Forschungen weisen auf den präventiven Effekt von Vitamin B 12 bei arteriosklerotischen und thrombotischen Prozessen hin. Mit hochdosierten Gaben an Vitamin B 12, B 6 und Folsäure kurbelt Pyridoxin (B 6) die Umwandlung des Eiweißbausteines Methionin in Zystein um, eine der für das Bindegewebe wichtigen Aminosäuren. Ohne Vitamin B 6, B 12 und Folsäure wird im Körper aus vorhandenen Rohstoffen eine Substanz namens Homocystein produziert. Dieser Stoff unterbindet das gesunde Verschweißen von robustem Kollagen, führt zu Osteoporose und begünstigt Arteriosklerose. Da Homocystein die Gefäßwände schädigt, ist es auch ein eigenständiger Risikofaktor, der für die Entstehung von Arteriosklerose mitverantwortlich ist.

Verbrennungen

Verbrennungen aller Art, durch Dampf, heißes Wasser, Feuer, Strahlenschäden durch Radioaktivität, durch Lasertherapien oder Sonnenbrand verursachen stets Zell- und Gewebeschäden, die vergleichbare Symptome zeigen. Es gibt 3 Arten der Gewebsschädigung. Beim 1. Grad treten Rötungen und Schwellungen auf, beim 2. Grad bilden sich zusätzlich Blasen, und Verbrennungen 3. Grades verursachen die Bildung eines Schorfes unterschiedlicher Tiefe und die Verkohlung. Klinische Studien verweisen auf zahlreiche Versuche, bei denen Sanddornöl zur Wundheilung sowie bei Verbrennungen 1.-2. Grades beachtliche Erfolge zeigte. Es verkürzte den Heilungsprozess bei Verbrennungen um mehr als 25%, und oftmals ohne Narben zu hinterlassen. Das ermutigte auch zur Anwendung bei notwendigen Hauttransplantationen, bei denen das Öl nachweislich das Anwachsen der verpflanzten Haut beschleunigt und die Regeneration unterstützt. Bei leichten, großflächigen Verbrennungen 1.Grades kann auch eine Mischung (1:1) aus Johanniskrautöl und Sanddornöl aufgetragen werden.

Erfrierungen

Erfrierungen gehen mit ähnlichen Zell- und Gewebsschäden einher wie Verbrennungen. Ist die äußere Hautschicht geschädigt, treten Rötungen und Blasen auf, bei Schädigungen tieferer Hautschichten und des Unterhautfettgewebes kommt es zu Nekrosen und Frostbrand. Erfrorene Körperteile dürfen niemals rasch erwärmt werden. Das ist nicht nur äußerst schmerzhaft, es fügt dem Gewebe auch weitere Schäden zu. Nachdem die betroffenen Hautstellen mit einer antibiotischen Lösung gereinigt wurden, kann Sanddornöl aufgeträufelt werden. Anschließend müssen die Hautpartien mit einer Mullbinde abgedeckt werden, die man täglich wechseln muss.

VI. Teemischungen für unterschiedliche Beschwerden

Sanddorn stärkt das Immunsystem und erhöht die Lebenskraft; doch auch mit anderen Pflanzen, Früchten und Beeren kombiniert kann er bei unterschiedlichsten Beschwerden seine volle Wirksamkeit entfalten. Zu den Pflanzen, die ebenfalls die Gesundheit fördern, gehören unter anderem:

Ginseng, Eleutherococcus (sibirischer Ginseng), Knoblauch, Mariendistel, Echinacea, Mistel, Rosmarin, Holunderbeeren, Hafer, Aloe Vera, Hagebutte, frisches Obst und Gemüse. Einige Heilpflanzen sind giftig, andere wirken giftig wenn sie falsch angewendet werden. Sie dürfen nur nach Anweisung des Arztes eingenommen werden. Kräuter, die unter Naturschutz stehen oder aus fremden Regionen stammen (in den Rezepten sind sie mit ihren lateinischen Namen aufgeführt), kaufen Sie in der Apotheke. Beachten Sie bitte meine Ausführungen zum Thema „Heilkräutertees selber mischen“, bevor Sie mit der Herstellung von Heiltees beginnen.

Tee bei Übergewicht/Fettsucht

Bei Übergewicht von mehr als 20 kg wird im Allgemeinen von Fettsucht gesprochen; das gilt jedoch nicht, wenn eine stark ausgebildete Muskulatur vorliegt.

25 g Sanddorn
25 g Canscora diffusa
25 g Dillenia indica
15 g Salbei
15 g Averrhoa carambola

▽ Zubereitung:

Mischen Sie alle Pflanzenteile sorgfältig. Für den jeweiligen Gebrauch übergießen Sie 1 TL der Mischung mit 1 Tasse kochendem Wasser. Lassen Sie den Aufguss 10 Minuten ziehen.

○ Dosierung:

Trinken Sie diesen Tee 2 mal täglich mindestens 4 Wochen lang, bei erkennbaren Resultaten auch weiterhin.

Tee bei Wurmerkrankungen

Trotz strenger Lebensmittelgesetze und guter Hygiene treten auch heute noch Wurmerkrankungen auf. Haustiere können Überträger sein, aber auch Infektionen durch Fleisch oder Fisch sind möglich.

30 g Rainfarn
30 g Sanddorn
30 g Silberdistel
25 g Tausendgüldenkraut
20 g Cassia alata

Zubereitung:

Mischen Sie alle Pflanzenteile sorgfältig. Für den jeweiligen Gebrauch übergießen Sie 1 EL der Mischung mit 1 Tasse kochendem Wasser und lassen den Aufguss 10 Minuten ziehen.

Dosierung:

Trinken Sie 1 Woche lang täglich schluckweise 1 Tasse von dem Tee.

Tee bei Bandwurmerkrankung

Rainfarn wird in der traditionellen Volksmedizin außer als Wurmkraut auch zu Desinfektionszwecken und zur Einbalsamierung genutzt. Wegen Vergiftungsgefahr darf Rainfarn nur sehr sparsam verwendet werden, pro Tag nicht mehr als 1-3 g ohne ärztliche Rücksprache. Während einer Schwangerschaft verzichten Sie unbedingt auf Rainfarn!

40 g Sanddorn
30 g Silberdistel
40 g Rainfarn
20 g Brassica capitata

Zubereitung:

Mischen Sie alle Pflanzenteile sorgfältig. Für den jeweiligen Gebrauch übergießen Sie 1 EL der Mischung mit 1 Tasse kochendem Wasser und lassen Sie den Aufguss 10 Minuten ziehen.

Dosierung:

Trinken Sie 1 Woche lang täglich schluckweise 1 Tasse von dem Tee. Er hat sich besonders bei Bandwurmbefall bewährt.

VII. Gesunde Ernährung mit Sanddorn

1. Vorzüge natürlicher Vitamine

Wissenschaftliche Studien und labortechnische Analysen geben uns Auskunft über den materiellen „Wert" einer Pflanze. Sie bestätigen, was unsere Vorfahren längst wussten. Die heilkräftigen Hauptwirkstoffe werden einzeln isoliert oder synthetisch nachgeahmt. Auch im Bereich der Vitamine oder Mineralien wird so verfahren. Es stellt sich allerdings die Frage, ob synthetisch hergestellte Vitamine oder Mineralien, auch wenn sie labortechnisch von natürlichen kaum zu unterscheiden sind, besser oder ebenso gut für den menschlichen Organismus sind. Viele naturheilkundlich orientierte Mediziner haben daran ihre Zweifel. Sie erklären, wie Dr. Schulze (USA), dass beispielsweise synthetisch hergestelltes Mineral vom Körper nur sehr schwer aufgenommen wird, und grundsätzlich Abfallprodukte, also Schlackenstoffe bildet, die der Organismus dann wieder abtransportieren muss. Sie können sogar Ablagerungen in den Arterien bilden, die dann wie verkalkte Wasserrohre aussehen. An sich ist bekannt, dass Produkte aus natürlichen Rohstoffen eine größere Bioverfügbarkeit aufweisen und sich harmonisch in das Körpersystem einfügen. Weniger bekannt ist, dass synthetische Vitamine und Mineralien möglicherweise aus Steinkohlenteer, Erdöl oder gar tierischen Abfallprodukten und Fäkalien hergestellt werden.

Im Sanddorn finden Sie natürliches Vitamin B12, ebenso in der Spirulina Alge, einem sehr hochwertigen Nahrungsergänzungsmittel. Synthetisch hergestelltes B12 (Cyanocobalamin) wird aus zermahlener Rinderleber oder aktiviertem Klärschlamm hergestellt. Rinderleber ist jedoch überladen mit Steroriden, Antibiotika und Pestiziden. Andere B-Vitamine stammen häufig aus Steinkohleteer und Erdölchemikalien, Vitamin D aus bestrahltem Öl. Vitamin A enthält häufig hochtoxisches PCB und Quecksilber. Wollen Sie das wirklich zu sich nehmen?

Eine Pflanze enthält außer den messbaren, materiellen Werten Biophothonen, Lichtquanten, Frequenzen, Botschaften, die sie an den menschlichen Organismus weitergibt. Vereinfacht ausgedrückt, sie informiert den erschöpften oder erkrankten Organismus und erinnert sozusagen jede einzelne Zelle an ihren gesunden Ursprung, an ihre Funktion und versucht die göttliche Ordnung wieder herzustellen. Produkte aus natürlichen Rohstoffen stehen in Synergie mit dem Organismus. Sie können für uns kein Fremdkörper sein, sie sind uns ähnlich, wir haben Gemeinsamkeiten, denn wir ernähren uns wie sie aus den gleichen Elementen Wasser, Luft und Erde.

2. Lebens-Mittel Sanddorn

Sanddorn ist ein wunderbares Lebens-Mittel, das von aktiven Biostoffen, die in seinen Früchten, Samen und Schalenwachsen enthalten sind, geradezu überquillt und das unserem Organismus volle Funktions- und Tatkraft gibt. Konserven, raffinierte Produkte oder solche, die viel zu lange in Kühlhäusern auf ihre Weiterverarbeitung oder den Weiterverkauf warten, Obst und Gemüse aus dem Treibhaus, hochgedüngt und zum rascheren Wachstum fast rund um die Uhr mit künstlichem Licht angeregt, – all das sind keine Lebens-Mittel mehr, sondern nur noch Nahrungsmittel. Sie sättigen den Magen, aber sie können dem Organismus nicht die Energien zukommen lassen, die er braucht, um gesund und leistungsstark zu sein.

Ich weiß, dass ich mich in allen meinen Büchern bei diesem Thema wiederhole, aber gesunde Ernährung ist eine wesentliche Grundlage für ein gesundes Leben. Wir haben eine immens belastete Umwelt; das macht es notwendig, dass wir uns jeden Tag aufs Neue stärken und achtsam und verantwortungsvoll mit unserer Gesundheit umgehen. Es ist wichtig, sich bewusst mit dem Thema Umwelt, Ernährung und Gesundheit auseinander zu setzen und zu prüfen: Wie lebe ich, was belastet mich, was tue ich für meinen Körper, damit er stark genug ist, den täglichen Anforderungen zu genügen?

Wenn Sie zu den Menschen gehören, die sich häufig müde und erschöpft fühlen, nicht mehr so belastbar oder krank sind, dann hören Sie auf Ihren Körper, nicht auf Werbetricks und auf vielversprechende Aussagen der Hersteller. Achten Sie darauf, dass Sie Lebensmittel wählen, die Ihren Körper nicht noch mehr belasten, so dass Nieren und Leber ihre Entgiftungsaufgaben nur noch unzureichend leisten können. Man bemerkt die Schwächung der Organe nicht sofort; manchmal dauert es Jahre, bis sich die ersten leichten Störungen ankündigen, die aber schnell zu handfesten Beschwerden führen können. Seien Sie gut zu sich, nehmen Sie sich wichtig, stärken Sie sich täglich mit natürlichen, lebendigen Schutz- und Nährstoffen.

Kaum ein anderes natürliches Nahrungsmittel besitzt eine so reichhaltige Zusammensetzung an Vitaminen und Mineralien wie frisches Obst und Gemüse. In den aktiven Biostoffen ist alles enthalten, was für unsere Gesundheit erforderlich ist.

Damit besonders reich ausgestattet sind die Sanddornbeeren. Ihr herb-säuerliches Aroma harmoniert mit Müslis, Mixgetränken, Brotaufstrichen, Torten oder Gebäck; Sanddorn lässt sich mit Tofu oder Gemüse ebenso kombinieren wie mit Fleisch oder Fisch. Der Phantasie sind keine Grenzen gesetzt. Die folgenden Sanddornrezepte können Ihnen als kreative Anregung dienen; nach den ersten eigenen Erfahrungen entdecken Sie bald, wie vielseitig Sanddornprodukte verwendbar sind, und Sie werden schnell eigene Rezeptideen entwickeln. Die Gewissheit, dass jeder Löffel Sanddornfrucht nicht nur Genuss bereitet, sondern auch heilsame Inhaltsstoffe in sich birgt, wird Sie gewiss inspirieren.

3. Tipps für die Ernte und Verarbeitung von Sanddorn

Für die Ernte der Früchte gibt es eine Regel: Sie müssen reif sein. Ob im eigenen Garten oder bei wildwachsenden Sträuchern, beim Ernten tun sich einige Probleme auf. Plantagenbesitzer wissen ein Lied davon zu singen. Mit seinem sperrigen, nach unten verholzenden Astwerk, den spitzen, langen Dornen, den kleinen prallen Früchten, die dicht an dicht und beinahe stiellos an den Zweigachseln haften, leistet der Sanddorn heftigen Widerstand dagegen, abgeerntet zu werden. Privat wie im kommerziellen Bereich wurden über Jahrzehnte viele Methoden versucht, um die wertvollen Früchte so schonend und effektiv wie möglich ernten zu können. Zum Zeitpunkt der Ernte sind die Beeren so reif und druckempfindlich, dass sie sehr leicht platzen und ihr wertvoller Saft ausläuft.

Früher wurde mit der Handfruchtpresse der Saft direkt am Strauch aus den Beeren herausgedrückt und in einem nicht metallenen Gefäß aufgefangen. Eine andere Erntemethode war das Abschneiden von 8 cm langen und maximal 8 mm starken Fruchtaststücken, die vor der Entsaftung noch entblättert werden mussten. Per Handschnitt an zuvor chemisch entlaubten Sträuchern brachte ein Pflücker gerade mal 3 kg Beeren pro Stunde auf die Waage. Heute wird überwiegend mit Schockfrostung gearbeitet. Die Fruchtäste können in voller Länge geschnitten werden, immer noch meist per Hand, und werden dann direkt in Kühlhäuser transportiert, wo sie bei Minus 40° einige Stunden schockgefrieren. Anschließend lassen sich die Beeren leicht abschlagen; Blätter und kleine Aststücke können mit einem Gebläse im Absaugverfahren entfernt werden.

Für den Hausgebrauch verwendet man am besten eine kleine Schere. Man schneidet die Früchte direkt an den Zweigen ab und fängt sie in einer Plastikschüssel auf. Das ist sehr zeitaufwendig und mühsam, aber anders geht es wohl nicht.

Frisch gepflückte Sanddornbeeren müssen rasch verarbeitet werden; sie lassen sich, auch wenn sie kühl gelagert werden, maximal 3 Tage aufbewahren.

Wenn sie aus Zeitgründen nicht gleich nach der Ernte weiterverarbeitet werden können, friert man sie besser ein. Eine andere Möglichkeit ist, dass man die rohen Beeren durch ein Sieb streicht und das so gewonnene Sanddornmark einfriert. Bei größeren Mengen leistet die Saftzentrifuge gute Dienste. Der gewonnene Rohsaft kann pur tiefgefroren werden. Mit Zucker im Verhältnis 1:1 gemischt können Sie ihn bis zu einem Jahr in Flaschen aufbewahren. Um Gärung in den Flaschen zu verhindern, kann ein dünner Ölfilm als Luftabschluss helfen.

Beim Dampfentsaften geben Sie etwas Wasser und Zucker – Vollrohrzucker oder Birnendicksaft – zu den Früchten. Anschließend füllen Sie den heißen Saft in vorgewärmte Flaschen.

Die Früchte oxidieren leicht, besonders wenn sie mit Metall in Berührung kommen. Das hat nicht nur auf Farbe und Geschmack, sondern auch auf den Vitamingehalt einen negativen Einfluss. Am besten nimmt man eine nichtrostende Schere für die Ernte, einen emaillierten Topf zum Kochen und zum Umrühren einen Holzlöffel.

Für selbstgemachte Marmeladen, Konfitüren, Mus oder Gelees verwenden Sie Gelier- und Süßungsmittel Ihrer Wahl. (Siehe Weißdorn, Kapitel VII) Vollrohrzucker, Rohrohrzucker, Agavensirup oder Birnendicksäfte eigenen sich trotz ihres Eigengeschmacks ebenfalls gut zum Süßen der säuerlichen Sanddornbeeren.

4. Rezepte mit frischen Sanddornfrüchten

Sanddornhonig

Sanddornbeeren, Menge nach Bedarf

Honig

Zubereitung:

Sie dämpfen die Sanddornbeeren mit einigen EL Wasser weich und streichen sie anschließend durch ein Haarsieb. Das Fruchtmark wird abgewogen und mit der gleichen Menge Honig so lange verrührt, bis eine völlig homogene Masse entstanden ist. Kühl und dunkel in Schraubgläsern oder Braunglasflaschen aufbewahren. Der Honig hält sich etwa 6 Monate.

Tipp:

Mit dem Sanddornhonig können Sie auch eine fruchtige Sauce zubereiten, die je nach Gewürzzutaten zu Fisch oder Fleisch schmeckt. Verdünnen Sie dazu den Sanddornhonig mit Wasser bis zur gewünschten Konsistenz und rühren Sie Gewürze wie beispielsweise Senf, Meerrettich, geriebene Orangen- oder Zitronenschale, Ingwer, Koriander oder Kardamom darunter.

Sanddorngelee

Sanddornsaft
Gelierzucker

Zubereitung:

Für Sanddorngelee messen Sie den Sanddornsaft ab und geben die halbe Menge an Gelierzucker hinzu. Anschließend kochen Sie das Ganze wieder auf, schöpfen den Schaum ab und füllen das Gelee in die vorbereiteten Gläser.

Tipp:

Verfeinern Sie das Gelee einmal mit 1 TL Vanille oder einigen Tropfen ätherischem Orangenöl, die Sie nach dem Kochen hinzufügen.

Sanddornfruchtmark

Sanddornbeeren nach Bedarf
Zucker

Zubereitung:

Sie kochen die Beeren wie im Rezept Sanddornsaft zu Mus und streichen es anschließend durch ein Haarsieb oder Passiergerät. Das so gewonnene Sanddornmark kochen Sie mit der halben Menge an Zucker einmal auf und geben es in vorbereitete Schraubgläser.

Tipp:

Nehmen Sie lieber kleine Gläser. Es ist viel besser, öfter mal ein frisches Glas zu öffnen, als ein großes zu lange in Gebrauch zu haben. Das schont den Geschmack und die Vitamine bleiben länger erhalten. Wenn Sie mehrmals täglich 1 TL Mus essen, dann stärken Sie Ihr Immunsystem und tragen zur Belebung und Kräftigung Ihres Körpers bei.

Sanddornkonfitüre

Sanddornbeeren nach Bedarf
Gelierzucker (etwa die Hälfe der Menge an Fruchtmark)

Zubereitung:

Nehmen Sie so viel Wasser, dass die Sanddornbeeren bedeckt sind und lassen Sie sie bei mäßiger Hitze einige Minuten kochen. Streichen Sie den Fruchtbrei durch ein Sieb und lassen Sie das Ganze noch eine Weile ablaufen. So erhalten Sie das reine Fruchtmark und die störenden Kerne bleiben zurück. Anschließend wiegen Sie das Fruchtmark und kochen es erneut mit Gelierzucker auf. Schöpfen Sie zwischendurch den Schaum ab. Nach etwa 4 Minuten ist die Marmelade fertig und kann sofort in kleine Schraubgläser gefüllt werden. Damit Genuss und Heilwert nicht zu kurz kommen, gibt es die Sanddornkonfitüre in Erkältungszeiten auch einmal ohne Brot.

Sanddorn-Weissdorn-Zwetschenmarmelade

250 g Sanddornbeeren
1350 g Weißdornbeeren
1060 g Zwetschen
1125 g Zucker

Zubereitung:

Sie kochen die Sanddornbeeren in 4 EL Wasser einige Minuten lang. Die Weißdornfrüchte lassen Sie in einem 2. Topf mit 1/8 l Wasser etwa 10 Minuten kochen. Die entsteinten und stark zerkleinerten Zwetschen werden in einem weiteren Topf mit etwas Wasser weich gekocht. Anschließend passieren Sie die Früchte durch ein Sieb, vermengen alle Sorten und wiegen die Masse ab. Sie erhalten etwa 250 g Sanddornmus, 1000 g Weißdornmus sowie 1000 g Zwetschenmus, insgesamt also rund 2250 g Fruchtmus.

Die Hälfte des Gesamtgewichts (ca. 1125 g) geben Sie an Zucker hinzu und lassen alles zusammen noch einmal für 3-4 Minuten aufkochen. Die Marmelade füllen Sie sofort in vorbereitete Schraubgläser.

Sanddorn - Kürbismarmelade

150 g Sanddornbeeren
400 g Kürbis
225 g Zucker

Zubereitung:

Die Sanddornbeeren kochen Sie in 4 EL Wasser einige Minuten lang. Das kleingeschnittene Kürbisfleisch lassen Sie in einem 2. Topf mit 1/8 l Wasser weich kochen. Anschließend geben Sie beides durch ein Sieb, vermengen und wiegen es. Sie erhalten etwa 150 g Sanddornmus und 300 g Kürbispüree, insgesamt also rund 450 g Fruchtmus. Die Hälfte des Gesamtgewichts (ca. 225 g) fügen Sie an Zucker hinzu. Lassen Sie alles zusammen noch für 3-4 Minuten aufkochen. Die Marmelade sofort in vorbereitete Schraubgläser abfüllen.

Sanddornsaft

Sanddornbeeren, Menge nach Bedarf

Zubereitung:

Zerdrücken Sie die Beeren leicht, fügen Sie nur wenig Wasser hinzu und lassen Sie die Beeren bei mäßiger Hitze 15 Minuten kochen. Seihen Sie den Fruchtbrei ab oder lassen Sie ihn durch ein Mulltuch, bei großen Mengen am besten über Nacht, ablaufen. Anschließend die Rückstände noch kräftig auspressen und den Saft direkt weiter verarbeiten. Zum sofortigen Verzehr sollten Sie den Saft im Kühlschrank aufbewahren, für spätere Verwendung frieren Sie ihn ein.

Tipp:

Machen Sie einmal eine Trinkkur mit Sanddornsaft. Trinken Sie jeden Tag ein Glas gesüßten Sanddornsaft, gemischt mit Milch oder Sojamilch, rechtsdrehendem Joghurt, Kefir oder Molke. Das tut dem Organismus gut. Wenn

Sie krank sind, braucht Ihr Körper viel mehr Vitamine als sonst. Dann nehmen Sie ruhig eine Extraportion Sanddornsaft, etwa 3-4 mal am Tag 1 EL voll.

Sanddornlikör

Sanddornbeeren
Kandiszucker
Obstler oder klarer Kornschnaps

Zubereitung:
Füllen Sie ein weithalsiges Gefäß zu 3/4 mit Sanddornbeeren und geben Sie Kandiszucker nach Geschmack dazu. Füllen Sie das Gefäß bis zum Rand mit Obstler oder klarem Kornschnaps auf und lassen Sie das Ganze 4 Wochen ruhen. Anschließend filtern Sie den Likör ab und lassen ihn noch einige Tage nachreifen. Mit seinem frischen, fruchtigen Geschmack und seinen wertvollen Inhaltsstoffen kann er, mäßig genossen, die Lebensgeister wecken.

4. Rezepte mit Sanddornprodukten

Nicht jeder hat die Möglichkeit, Sanddornbeeren zu sammeln. Trotzdem muss niemand auf die Vitaminbombe Sanddorn oder auf selbstgemachte Köstlichkeiten verzichten. Mittlerweile gibt es Sanddornprodukte in großer Auswahl in Reformhäusern und Bioläden, aber auch in Diätabteilungen von Drogeriemärkten, Supermärkten oder bei Spezialversendern. Der kleine Einkaufsführer kann Ihnen eine Hilfe sein, um mit den vielfältigen Angeboten zurechtzukommen.

Vollfrucht: Sie besteht aus gemahlenen Beeren und ist gesüßt oder ungesüßt als Fruchtsauce erhältlich. Je nach Hersteller ist das Produkt mit Honig oder Birnendicksaft gesüßt und mit Johannisbrotkernmehl angedickt. Die Sanddornvollfrucht ist ein Alleskönner der Küche. Für Biskuitrollen kann die mit Honig gesüßte Sanddornvollfrucht in die Quarksahnemischung gerührt werden. Aber auch Joghurts, Müslis, Teepunsch, Saucen, Salatvinaigrette oder Chutneys erhalten mit Sanddornvollfrucht einen besonderen Pfiff.

Ursaft: Dabei handelt es sich um reinen Sanddornpresssaft mit besonders hohem Vitamingehalt. Er wird mit Fruchtzucker, Honig u.a. gesüßt oder auch ungesüßt angeboten.

Nektar: Er ist meist zu 25% Ursaft, der mit anderen Säften kombiniert verkauft wird, beispielsweise mit Apfel oder mit Orange.

Außerdem können Sie fertige Brotaufstriche wie Marmeladen oder Gelees kaufen. Als Fertigprodukte können Sie auch Sanddornsalatöl kaufen, das beispielsweise mit Sonnenblumenöl gemischt ist, außerdem Sanddornessig und Sanddornsenf mit Sanddornbeeren, Kekse mit Sanddornfruchtfüllung, Sanddornwein und -likör, Bio-Gummibärchen aus Sanddornsaft, zahlreiche Joghurts, Fruchtschnitten aus Sanddornmark, biologische Kosmetikartikel und vieles mehr.

Sanddorn ist eine Kostbarkeit; kochen Sie seine wertvollen Vitalstoffe nicht tot. Wo immer es möglich ist, geben Sie Sanddorn erst nach dem Kochprozess in die Speisen. Bewahren Sie Sanddorn immer im Kühlschrank auf, damit sich die Aromen und Inhaltsstoffe nicht verflüchtigen. Qualität ist das A und O, Ihre Gesundheit wird es Ihnen danken. Experimentieren Sie nach Herzenslust mit den Sanddornfrüchten, variieren Sie Sanddorn-Desserts, indem Sie Vanille, Zimt, Nüsse oder andere süße Früchte hinzufügen.

Wenn Sie Ihren Gerichten eine indische oder asiatische Note geben wollen, passen Koriander, Ingwer, Bockshornkleesamen, Asafoetida (Stinkasant), Kardamom oder Sternanis dazu.

In Salatsaucen harmoniert Sanddorn gut mit Balsamicoessig und frisch gemahlenem Pfeffer. Sie können jede Salatsauce mit Sanddorn-Kernöl verfeinern oder nur einige Tropfen von der Kostbarkeit auf den Salat träufeln.

Sahnecremes, Quarkmasse oder Frischkäse mit Sanddorn, in Kuchen oder als Kuchenbelag verarbeitet, schmecken unvergleichlich gut. Tortenböden können Sie auch mit Sanddornkonfitüre oder Sanddornmus bestreichen. Selbst gebakkene Waffeln und Windbeutel mit geschlagenem Sahne-Sanddornmus und etwas Ahornsirup sind einfach köstlich.

Sie werden feststellen, Sanddornprodukte geben Ihren Gerichten eine ganz besondere Note und versorgen Sie zudem mit vielen Biostoffen.

Kürbis-Sanddorn-Suppe

600 g Kürbis
2 EL Pflanzenöl
1 Zwiebel
1 l Gemüsebrühe
2 EL Mehl
2 EL Honig
150 ml Schlagsahne
Meersalz
Hefestreuwürze
4 EL Sanddornvollfrucht
1 Bund Schnittlauch
4 Tropfen Ingweraromaöl
1 Tropfen Zimtaromaöl

Zubereitung:

Sie würfeln das Kürbisfleisch, ziehen die Zwiebel ab und hacken sie klein. Beides wird in Öl angedünstet und mit Meersalz und Hefestreuwürze abgeschmeckt. Dann gießen Sie Gemüsebrühe auf, garen alles etwa 15 Minuten und pürieren die Kürbis-Zwiebelmischung anschließend. Mehl mit etwas Wasser anrühren, zu dem Kürbispüree geben und einmal aufkochen. Sie nehmen nun die Suppe von der Herdplatte und rühren Honig unter (Honig sollte nie erhitzt oder gekocht werden). Die Schlagsahne wird mit den Aromaölen vermischt, steifgeschlagen und vorsichtig unter die Suppe gehoben. Richten Sie die Suppe in Tellern mit je 1 EL Sanddornvollfrucht und kleingeschnittenem Schnittlauch an. Die Menge reicht für 4 Personen.

Süsskartoffel-Sanddornsuppe

Zubereitung:

Sie schälen und würfeln die Süßkartoffeln und Möhren, waschen den Lauch und schneiden ihn in Ringe. Das Gemüse lassen Sie etwa 20 Minuten in der Gemüsebrühe garen. Anschließend alles pürieren, mit Meersalz, Muskatblüte und Zitronensaft abschmecken und Sanddornvollfrucht hinzugeben. Dann wird die Schlagsahne steif geschlagen und vorsichtig unter die Suppe gehoben. Pinienkerne anrösten, Orangeat ganz klein schneiden und beides auf die angerichtete Suppe streuen. Dazu passt Fladenbrot oder Toast. Dieses Gericht reicht für 4 Personen.

500 g Süßkartoffeln
300 g Möhren
1 kleine Stange Lauch
1 l Gemüsebrühe
100 ml Schlagsahne
Sanddornvollfrucht nach Geschmack
30 g Pinienkerne
20 g Orangeat
Meersalz
Muskatblüte
1 Spritzer Zitronensaft

Buttermilchsuppe

Zubereitung:

Verrühren Sie die Buttermilch mit Sanddorn und Honig. Anschließend rühren Sie Linusit sowie Weizenschrot in die Buttermilchmasse ein. Je nach Geschmack können Sie die Suppe mit etwas Honig oder Zitronensaft abrunden.

750 ml Buttermilch
3 EL Sanddorn, ungesüßt
1 EL Honig
3 EL Linusit (eine zarte, hochwertige Leinsaat)
125 g frisches Weizenschrot

Porridge

Zubereitung:

Das Getreide weichen Sie ca. 30 Minuten in knapp 1/2 l Wasser ein. Danach geben Sie 1 Prise Salz dazu, lassen es kurz aufkochen und 30 Minuten quellen. Nun 1/8 l heiße Milch unterrühren, den Porridge auf Tellern anrichten und mit dem Sanddorn übergießen. Nach Belieben können Sie auch noch gehackte Mandeln darüber streuen. Diese Menge reicht für etwa 3 Personen.

125 g Hafergrütze (oder anderes Getreide)
1 Prise Salz
1/8 l Milch
6-8 EL Sanddornsaft oder –mus
gehackte Mandeln nach Bedarf

Tipp:

Mit dem Porridge bereiten Sie ein gesundes, absolut vollwertiges Frühstück. Wenn Sie morgens wenig Zeit haben, lässt sich die Hafer- oder Getreidegrütze auch am Abend vorkochen. Dann geben Sie morgens erst kurz vor dem Verzehr heiße oder auch kalte Milch sowie den Sanddorn hinzu.

Hirse-Birnenmüsli

6 EL Hirseflocken
300 g Dickmilch
2 kleine Birnen
4 EL Sanddornvollfrucht
2 EL gehackte Walnüsse
1 Prise Zimt

Zubereitung:

In einer Schüssel mischen Sie die Hirseflocken mit der Dickmilch. Anschließend heben Sie die kleingeschnittenen Birnen unter, geben die restlichen Zutaten hinzu und vermengen das Ganze. Das Müsli reicht für 2 Personen. Sie sollten es sofort servieren, damit die Hirseflocken nicht pappig werden.

Feigen-Sanddornmüsli

4 Feigen
3 Becher Joghurt
1/2 Banane
1 mittelgroßer Apfel
6 EL kernige Hafer- oder Dinkelflocken
4 EL Sanddornvollfrucht
2 EL Sonnenblumenkerne

Zubereitung:

Die getrockneten Feigen weichen Sie in wenig Wasser über Nacht ein. Am anderen Morgen schneiden Sie sie klein und rühren sie in Joghurt ein. Frische Feigen brauchen Sie nur mit einem Löffelchen auszukratzen oder zu schälen. Zum Joghurt geben Sie die zerdrückte Banane, die Flocken und die Sanddornvollfrucht. Den geriebenen Apfel fügen Sie hinzu und bestreuen das Ganze zum Schluss mit Sonnenblumenkernen.

Tipp:

In der Pfanne geröstete Sonnenblumenkerne schmecken besonders lecker.

Hinweis

Die zuckersüße Frucht des Feigenbaumes (Ficus carica) ist sehr gesund. Leider ist sie in unseren Regionen selten frisch zu bekommen. Es gibt jedoch Feigenarten, die auch bei uns sehr gut gedeihen und reichlich Früchte hervorbringen. Fragen Sie einmal in Baumschulen danach. Die Feigenfrucht enthält Schutzstoffe wie die Flavonoide, die Vitamine A, B und C, Mineralstoffe, insbesondere Kalcium, Phosphor, Eisen und Kalium sowie Enzyme, darunter das Eiweiß zersetzende Ficin.

Möhrenmüsli

- *3 mittelgroße Möhren*
- *250 ml Sanddornnektar*
- *1 EL Honig*
- *2 EL Haferflocken*
- *2 EL gemahlene Haselnüsse*
- *100 ml Schlagsahne*

Zubereitung:

Sie raspeln die gewaschenen und geputzten Möhren und mischen sie mit Sanddornnektar, Honig und Haferflocken. Dann schlagen Sie die Sahne steif und heben sie vorsichtig unter. Zum Schluss bestreuen Sie das Müsli mit den Nüssen. Es reicht für 2 Personen.

Mandelomelett mit Sanddorncreme

- *4 Eier*
- *80 g fein gemahlene Mandeln*
- *1 Prise Vanille*
- *1 Prise Zimt*
- *1 Prise Meersalz*
- *2 EL Mandelblättchen*
- *30 g Vollrohrzucker*
- *2 EL Ahornsirup*
- *40 g Butter*
- *4 EL Sanddornkonfitüre oder Sanddornvollfrucht*
- *100 g Crème fraîche*

Zubereitung:

Sie rösten die Mandelblättchen goldgelb und verquirlen 2 Eigelbe und 2 ganze Eier. Unter die Eiermischung rühren Sie die gemahlenen Mandeln, Zimt, Vanille, Vollrohrzucker und Ahornsirup. Das restliche Eiweiß wird steif geschlagen und untergehoben. In einer kleinen Pfanne schmelzen Sie pro Omelett 10 g Butter und backen bei mittlerer Hitze nacheinander 4 Omeletts. Die Sanddornkonfitüre oder Sanddornvollfrucht verrühren Sie mit Crème fraîche und geben einen kleinen Löffel voll auf jedes Omelett, das Sie zum Schluss mit gerösteten Mandelblättchen bestreuen. Das reicht für 4 Personen.

Tofu mit Sanddornsauce

250 g Tofu
1 Ei
4 EL Sojasauce
1 TL Mehl
2 EL Sesam
schwarzer Pfeffer
Meersalz
Paprikapulver
Olivenöl (oder anderes Öl) zum Braten
1 kleine Zwiebel
1 EL ungehärtete Margarine
1 EL Mehl
Hefewürze
200 ml Sanddornsaft
1 EL Essig
3 Rosmarinblätter
frisch gemahlener weißer Pfeffer

Zubereitung:

Sie schneiden den Tofu in Scheiben, beträufeln ihn mit Sojasauce und lassen ihn 10 Minuten durchziehen. Dann verquirlen Sie das Ei und verrühren es mit Sesam, Gewürzen und Mehl. Wenden Sie die Tofuscheiben in dieser Panade, drücken Sie sie etwas an und braten Sie den Tofu dann in heißem Fett. Ziehen Sie die Zwiebel ab, würfeln Sie sie und bräunen Sie sie in heißer Margarine. Geben Sie Mehl und Hefewürze hinzu, schwitzen alles kurz an und löschen mit Sanddornsaft ab. Würzen Sie mit Essig, Rosmarin, Salz und Pfeffer. Alles zusammen wird mit dem Tofu auf Tellern angerichtet. Bandnudeln und Rotkohl passen gut dazu. Die Menge reicht für 4 Personen.

Rosenkohl mit Sanddornsauce

800-1000 g Rosenkohl
1 mittelgroße Zwiebel
1 Stange Lauch
2 Tassen Gemüsebrühe
Meersalz
6 EL Sanddorn-konfitüre
30 g Margarine
1 Prise Ingwer
gemahlener weißer Pfeffer
1 Spritzer Zitronensaft
1 Messbecher Biobin (Reformhaus)

Zubereitung:

Sie putzen den Rosenkohl, kochen ihn bissfest in Salzwasser und gießen dann das Kochwasser ab. Ziehen Sie die Zwiebel ab, waschen Sie den Lauch und schneiden Sie beides sehr klein. In heißer Margarine einige Minuten andünsten und mit Gemüsebrühe ablöschen. Nun geben Sie Sanddornkonfitüre sowie Salz, Pfeffer und Ingwer dazu, schmecken mit Zitronensaft ab und dicken die Brühe mit Biobin an. Den Rosenkohl geben Sie in die Sauce. Sehr gut schmeckt dazu ein Kartoffelgratin.

Wirsinggemüse mit Sanddorn

300 g Kartoffeln
400 g Zwiebeln
4 Knoblauchzehen
2 kleine Chilischoten
150 g Aprikosen
500 g Wirsingblätter
1 Möhre
150 g Bulgur
1 l Gemüsebrühe
4 EL Sonnenblumenöl
Meersalz
Hefewürze
3 EL Sanddorn-konfitüre
100 g Schafskäse
1 Prise Cayennepfeffer

Zubereitung:

Ziehen Sie die Zwiebeln und den Knoblauch ab und schneiden Sie beides in Würfel. Danach putzen Sie die Chilis, schneiden sie klein und braten sie zusammen mit den Zwiebel- und Knoblauchwürfeln in heißem Pflanzenfett an. Mit Cayennepfeffer und Meersalz würzen, Gemüsebrühe angießen. Die Aprikosen werden gewaschen, entsteint und in kleine Stücke geschnitten. Befreien Sie die Wirsingblätter von den dicken Mittelrippen und schneiden sie in Streifen. Schälen und würfeln Sie die Kartoffeln, schälen Sie die Möhre, putzen und raspeln und zusammen mit Bulgur in die Gemüsebrühe geben. Das Ganze lassen Sie aufkochen und 20 Minuten lang garen. Schmecken Sie mit Hefewürze und Sanddornkonfitüre ab. Dann füllen Sie alles in eine hohe Pfanne oder feuerfeste Form, streuen Schafskäsewürfel darauf und lassen das Gemüse rund 10 Minuten im vorgeheizten Backofen bei 225° überbacken oder grillen. Die Menge reicht für 4 bis 6 Personen.

Tofubällchen mit Sanddorn-Kürbissauce

200 g eingelegte Kürbisstückchen (aus dem Glas)
6 EL Sanddornsaft
gemahlener weißer Pfeffer
1 Prise Cayennepfeffer
Hefestreuwürze
1 TL Speisestärke oder Pfeilwurzelmehl
1 EL Honig
100 g Trockenpflaumen ohne Stein
1 Stück Ingwer
250 g Tofu
1-2 Eiweiß
Meersalz
2 EL Sojasauce
1-2 EL Vollkorn-semmelbrösel
Olivenöl zum Braten

Zubereitung:

Kochen Sie die Kürbisstücke mit dem Sanddornsaft kurz auf, schmecken Sie mit Cayennepfeffer, weißem Pfeffer, Hefewürze und Honig ab und pürieren Sie die Kürbisstücke. Anschließend lassen Sie alles noch einmal aufkochen und dicken die Sauce mit angerührter Speisestärke leicht an. Für die Tofubällchen den Ingwer schälen und in ganz kleine Stücke schneiden, Pflaumen in dünne Streifen schneiden, Tofu durch ein Sieb drücken. Pflaumen, Ingwer und Tofu mit Eiweiß vermengen, mit Salz, Hefewürze und Sojasauce abschmecken und je nach Konsistenz Semmelbrösel zugeben. Aus der Masse formen Sie 12 kleine Bällchen, die Sie in heißem Fett goldgelb braten. Sie heben die Bällchen aus der Pfanne, lassen das Fett auf einem Küchenkrepp abtropfen und richten sie auf der Sauce an. Dazu passt gut Reis oder Hirse. Die Menge reicht für 4 Personen.

Fisch mit scharfer Sanddornsauce

600 g Fischfilet (Heilbutt, Kabeljau)
2 EL Zitronensaft
1 Stück Ingwer
Meersalz
2 TL Speisestärke oder Pfeilwurzelmehl
1 Zwiebel
4 EL Pflanzenöl
2 Schalotten
1 Knoblauchzehe
1 rote Paprikaschote
2 Chilischoten
20 g Butter
2 EL Sojasauce
3 EL Sherry
6 EL Sanddornvollfrucht
100 ml Gemüsebrühe

Zubereitung:

Das Fischfilet schneiden Sie in mundgerechte Stücke und wälzen es in der Mischung aus Salz, Zitronensaft, Ingwer und Speisestärke. Lassen Sie alles etwa 15 Minuten durchziehen. Inzwischen schälen Sie die Zwiebel und hacken sie fein. Sie erhitzen das Öl im Wok (Pfanne) und dünsten die Zwiebel darin an, geben die Fischwürfel dazu und braten beides goldgelb. Ziehen Sie nun Knoblauch und Schalotten ab und hacken Sie sie fein. Schneiden Sie die Paprikaschote und die Chilis in Streifen. Nun wird die Butter erhitzt, das Gemüse darin angeschmort, Sanddornvollfrucht und Sojasauce dazugegeben und mit Sherry und Gemüsebrühe abgelöscht. Geben Sie die Fischwürfel dazu und lassen Sie alles etwa 15 Minuten dünsten. Zu diesem Gericht passt Reis sehr gut. Die Menge reicht für 4 Personen.

Friséesalat mit Walnüssen und Sanddorn

1 großer Kopf Friséesalat
250 g dunkle Weintrauben
50 g Walnüsse
1 kleine Zwiebel
2 EL Balsamicoessig
Meersalz
frisch gemahlener schwarzer Pfeffer
4 EL Sanddornvollfrucht
2 EL kaltgepresstes Walnussöl

Zubereitung:

Sie waschen den Salat und zerpflücken ihn. Die gewaschenen Trauben werden halbiert und entkernt, die Walnüsse grob zerkleinert. Aus Balsamicoessig, sehr fein gehackter Zwiebel, Salz, Pfeffer, Sanddornvollfrucht und Walnussöl rühren Sie eine Salatsauce an und mischen sie mit den Salatzutaten. Der Salat reicht für 4 Personen.

Haselnussmus mit Tofu

Zubereitung:

Den Tofu zerdrücken Sie fein mit einer Gabel und rühren ihn mit Milch, Haselnussmus und Sanddorn schaumig. Den Apfel und die Orange schälen und klein schneiden, ebenso die Banane, alles unter die Tofu-Creme mischen und sofort servieren. Die Menge reicht für 4 Personen.

250 g Tofu
6-8 große EL Milch
1 gehäufter EL Haselnussmus
1 EL Sanddornhonig
1/2 Apfel
1/2 große Orange
1/2 große Banane

Hirsedessert mit Sanddornsauce

Zubereitung:

Sie bringen die Milch mit der Zitronenschale zum Kochen und rühren Hirseflocken ein. Erneut kurz aufkochen und ausquellen lassen, mit Vanille und Zucker abschmecken. Wenn die Masse abgekühlt ist, ziehen Sie die steifgeschlagene Sahne unter. Jetzt können Sie das Dessert in Portionsschälchen füllen und kühl stellen. Anschließend die Orange schälen, auch die weiße Haut entfernen, in dünne Scheiben schneiden und das Dessert damit belegen. Sanddornvollfrucht mit Pistazien vermischen und auf den Orangenscheiben verteilen. Die Menge reicht für 4 Personen.

350 ml Milch
50 g Hirseflocken
etwas Vanillemark
2 EL Zucker
150 ml Schlagsahne
Schale von 1 unbehandelten Zitrone
1 Orange
6 EL Sanddornvollfrucht
2 EL Pistazien

Biskuitrolle mit Sanddorn

Für den Teig:

5 Eier

4 EL Honig

1 TL abgeriebene Schale von 1 unbehandelten Orange

evtl. 2 Tropfen ätherisches Öl (Orange) oder Orangenaromaöl

80 g Weizenmehl (Typ 1050)

Meersalz

Für die Füllung:

250 g Quark (20% Fett)

Saft von 2 Orangen

8 EL Sanddornvollfrucht

4 EL Honig

2 Päckchen Vanillezucker

1 Prise Delifruit (Reformhaus)

1 TL Biobin (aus dem Reformhaus)

250 ml Schlagsahne

Zubereitung:

Sie trennen die Eier, schlagen das Eiweiß mit einer Prise Salz steif, rühren die Eigelbe mit Honig cremig und geben Orangenschale und Orangenaromaöl dazu. Sie sieben das Mehl auf die Creme, geben Eischnee hinzu und heben alles vorsichtig unter. Die Teigmasse auf ein mit Backpapier ausgelegtes Backblech streichen und im vorgeheizten Backofen bei 200° etwa 10-12 Minuten backen. Den Teig stürzen Sie auf ein gezuckertes Küchentuch und ziehen dann das Backpapier vorsichtig ab. Den Biskuit können Sie mit Hilfe des Küchentuches zu einer Rolle formen und dann auskühlen lassen.

Für die Füllung verrühren Sie den Quark mit Orangensaft, Sanddornvollfrucht, Honig, Vanillezucker und Delifruit. Ziehen Sie Biobin unter und stellen Sie die Masse kalt. Jetzt können Sie die Sahne steif schlagen; heben Sie etwa 1/3 zum Garnieren auf. 2/3 der Sahne vermischen Sie mit der leicht angedickten Quarkmasse. Sie rollen den Biskuitteig vorsichtig auseinander, entfernen das Küchentuch und bestreichen ihn mit der Füllung. Danach rollen Sie ihn wieder ein und garnieren den Kuchen mit Sahne. Das ergibt etwa 10 Stücke.

Rüblikuchen

- *600 g Möhren*
- *7 Eier*
- *200 g Vollrohrzucker*
- *1 unbehandelte Zitrone*
- *1 Prise Meersalz*
- *1 Päckchen Vanillezucker*
- *1 Päckchen Weinsteinbackpulver*
- *400 g gemahlene Mandeln*
- *100 g Weizenmehl (Typ 1050)*
- *2 TL Zimt*
- *1/2 TL Nelkenpulver*
- *125 g Sanddornkonfitüre*
- *250 ml Sahne*

Zubereitung:

Große, gut ausgereifte Möhren eignen sich für diesen Kuchen am besten; sie sind nicht mehr so saftreich wie ganz junge Möhren. Sie schälen die Möhren und reiben sie fein. Dann trennen Sie die Eier, rühren Eigelb mit dem Zucker, abgeriebener Zitronenschale und Zitronensaft, Vanillezucker und Salz cremig. Anschließend werden Mehl, Mandeln, Weinsteinbackpulver, Zimt und Nelken untergerührt. Das Eiweiß schlagen Sie sehr steif. Die geriebenen Möhren rühren Sie unter die Creme, das Eiweiß heben Sie vorsichtig unter. Füllen Sie den Teig in eine vorbereitete Springform oder streichen Sie ihn auf ein Blech. Backen Sie ihn bei 180° – 200° etwa 30 Minuten lang; danach lassen Sie ihn abkühlen. Zum Schluss erwärmen Sie die Sanddornkonfitüre und bestreichen damit den Kuchen; servieren Sie ihn mit Schlagsahne.

Feigen-Sanddorndip

- *8 getrocknete Feigen*
- *150 ml Rotwein*
- *3 EL Balsamicoessig*
- *6 EL Sanddornkonfitüre*
- *Pfeffer aus der Mühle*

Zubereitung:

Schneiden Sie die Feigen in sehr kleine Würfel und weichen Sie sie in Rotwein und Essig rund 30 Minuten ein. Anschließend lassen Sie die Mischung einmal aufkochen und danach weitere 15 Minuten köcheln. Geben Sie Pfeffer und Sanddornkonfitüre hinzu und pürieren Sie das Ganze; streichen Sie den Dip eventuell noch durch ein Sieb.

Tipp:

Die Sauce schmeckt warm oder kalt zu Fleisch, Tofu, paniertem Gemüse oder pikantem Käse.

Sanddorn-Chutney

500 g Äpfel
2 Stangen Staudensellerie
2 Möhren
2 Schalotten
2 EL Weinbeeren
50 g brauner Zucker
1 Tasse Obstessig
1/2 Tasse Gemüsebrühe
1 EL Curry
1 Messerspitze frischer Ingwer
2 Gewürznelken
2 Pimentkörner
8 EL Sanddornhonig

Zubereitung:

Die geschälten und entkernten Äpfel, geputzten Möhren und Selleriestangen schneiden Sie klein. Die Schalotten werden klein gehackt und mit Weinbeeren, Zucker, Essig, Gemüsebrühe und Gewürzen einmal aufgekocht. Lassen Sie die Mischung weitere 30-40 Minuten köcheln, bis das Chutney dicklich wird. Zum Schluss rühren Sie den Sanddorn unter.

Tipp:

Dieses Chutney schmeckt gut zu frittiertem Tofu, Geflügel oder zu Fleischfondue.

Sanddornmilch

1 Eigelb
80 ml Sanddornsaft oder -mus
100 g Banane
1/4 l Milch
Mineralwasser
nach Geschmack etwas Muskatnuss

Zubereitung:

Pürieren Sie zuerst die Banane im Mixer und geben Sie bis auf das Mineralwasser und die Muskatnuss alle Zutaten hinzu. Kräftig durchmixen, anschließend mit Mineralwasser ergänzen, in Gläser gießen und etwas Muskat darauf streuen.

Tipp:

Dieses leckere Getränk sollten Sie einmal zum Frühstück trinken, dann haben Sie Schwung für den ganzen Tag. Muskatnuss trägt auch zur Stimmungsaufhellung bei.

Vitamincocktail

150 ml Möhrensaft
50 ml Sanddornsaft
100 ml Apfelsinensaft
1 Eigelb
Süßungsmittel

Zubereitung:

Geben Sie das Eigelb in den Mixer, verrühren Sie es kräftig und fügen Sie die Säfte sowie etwas Zucker oder Honig, Ahornsirup oder Agavensirup hinzu.

POWERDRINK

Zubereitung:

Die Säfte mischen Sie mit Sanddornvollfrucht, verrühren das Haselnussmus mit Honig und frisch gepresstem Zitronensaft und geben es zu den Säften. Füllen Sie mit gekühltem Mineralwasser auf und rühren Sie das Getränk kurz um. Wer mag, kann den Powerdrink noch hübsch mit Melissenblättchen garnieren. Er reicht für 2 Personen.

- *200 ml Möhrensaft*
- *150 ml Aprikosennektar*
- *4 EL Sanddornvollfrucht*
- *2 EL Haselnussmus*
- *1 EL Honig*
- *150 ml Mineralwasser*
- *Saft von 1/4 Zitrone*

SANDDORN-CASHEWNUSSDRINK

Zubereitung:

Sie verrühren alle Zutaten im Mixer, süßen nach Geschmack mit Honig und verteilen das Getränk auf Gläser, die Sie mit einer Orangenscheibe garnieren und mit ein wenig Zimt bestreuen. Die Menge reicht für 4 Personen.

- *400 ml Milch*
- *300 ml Orangensaft*
- *300 ml Apfelsaft*
- *50 g Cashewnussmus*
- *2 EL Sanddornmark*
- *1 Messerspitze gemahlener Ingwer*
- *1 Prise gemahlene Muskatblüte (Macis)*
- *1 TL gemahlener Zimt*
- *2 TL Honig*

SANDDORNSAHNETRAUM

Zubereitung:

Sie verquirlen den Sanddornnektar mit Sahne, Honig und Eis im Mixer, füllen anschließend mit Mineralwasser auf, rühren kurz um und können das Getränk sofort genießen. Die Menge reicht für 2 Personen.

- *250 ml Sanddornnektar*
- *1 EL Honig*
- *3 EL Schlagsahne*
- *2 EL zerstoßenes Eis*
- *250 ml Mineralwasser*

Energiecocktail

300 ml Molke
300 ml Pfirsichnektar
4 EL Sanddornvollfrucht
1 TL gehackte Pistazien
1 TL Ginsengpulver

Zubereitung:

Sie verquirlen die gut gekühlte Molke mit Pfirsichnektar, Sanddornvollfrucht und Ginsengpulver im Mixer, füllen das Getränk in Gläser und bestreuen es vor dem Servieren mit gehackten Pistazien. Die Menge reicht für 2 Personen.

Hinweis

Ginseng zählt seit rund 5000 Jahren zu den wertvollsten Heilmitteln im asiatischen Raum und wurde früher mit Gold aufgewogen. Bereits im ersten chinesischen Arzneibuch „Pen t'sao" des Shen Nung wird Ginsengwurzel als ranghöchstes der königlichen Heilmittel klassifiziert. Pflanzen aus der Tiefebene bzw. aus Nordchina und Südkorea sollen besonders hochwertig sein. Sie werden meist nach 3 -4 Wachstumsjahren geerntet und kommen dann je nach Konservierungsart als roter oder weißer Ginseng auf den Markt.

Apfel-Sanddornpunsch

450 ml Apfeltee
3 getrocknete Apfelringe
2 EL Honig
6 EL Sanddornvollfrucht
2 Gewürznelken
1 unbehandelte Zitrone

Zubereitung:

Geben Sie die kleingeschnittenen getrockneten Apfelringe in den aufgegossenen Apfeltee und fügen Sie Gewürznelken, Honig und Sanddornvollfrucht hinzu. Legen Sie in jedes Punschglas ein Stückchen von der Zitrone und gießen Sie den heißen Punsch darüber. Das reicht für 2 Personen.

Grüner Tee-Sanddorngrog

100 ml trockener Weißwein
350 ml grüner Tee
1 Päckchen Vanillezucker
1 TL Kandiszucker
150 ml Sanddornsaft

Zubereitung:

Sie erhitzen den Weißwein mit Vanillezucker und Kandis, geben den Sanddornsaft dazu und vermischen ihn mit grünem Tee. Die Mengenangaben sind für 2 Personen gedacht.

VIII. Pflegemittel für Haut und Haare aus Sanddornöl

Die Kosmetikbranche stellt seit langem mit den heilenden, hautnährenden Sanddornwirkstoffen hochwertige Gesichtscremes, Bodylotionen, Shampoos, Sonnenöle, Duschgels, Seife und andere Pflegemittel her. Sanddornkosmetika gibt es für alle Hauttypen, für Erwachsene und Kinder; sie schützen die Haut vor Umweltbelastungen, beugen Faltenbildung vor, heilen und nähren die Haut. Schon nach einigen Tagen fühlt sie sich spürbar samtig, zart und glatt an.

Die intensive Färbung des Fruchtfleischöls erlaubt nur eine maßvolle Dosierung bis 10%, z.B. in Hautcremes. Das reicht auch völlig, denn schon ab 1% werden die Schutz- und Heilstoffe des Sanddorns wirksam. Wenn Sie Pflegeprodukte selbst herstellen, nehmen Sie für Hautcremes auf 100 ml Creme 2 ml Sanddornöl (rund 40 Tropfen).

Da Sanddornöl sehr intensiv abfärbt, sollten Sie die Creme oder das Pflegeöl erst eine Weile in die Haut einziehen lassen, bevor Sie sich ankleiden.

Testen Sie vor dem Gebrauch Ihrer Kosmetik, ob Sie allergisch auf Sanddornwirkstoffe reagieren. Reiben Sie hierzu ein wenig Sanddornöl auf die empfindliche Haut in der Armbeuge und beobachten Sie, ob eine Rötung entsteht. Verfahren Sie ebenso bei ätherischen Ölen.

Worauf Sie beim Kauf achten sollten

Achten Sie auf jeden Fall auf Qualität, schließlich geht es um Ihr Wohl. Sanddornöl sollte die Deklarierung „100% naturreines oder reines Öl aus Sanddorn-Frucht“ oder „ohne Zusätze“ wie auch „unverdünnt“ enthalten. Wenn in der Inhaltsangabe steht, dass das Öl aus Kaltpressung oder Zentrifugieren des Presssaftes gewonnen wurde, können Sie davon ausgehen, dass keine Lösungsmittel verwendet wurden und das Öl nicht erhitzt wurde.

Aus Russland stammendes Sanddornöl ist mit Sonnenblumenöl gemischt, das üblicherweise zur Extraktion gebraucht wird. Leider ist das Sonnenblumenöl selbst schon ein Gemisch verschiedener Öle; häufig findet man dabei die Deklarierung „nach traditioneller Herstellung/spezieller Rezeptur“. Es ist also gestrecktes Sanddornöl. Untersuchungen empfehlen wegen des Synergieeffektes die innere Anwendung dieses Öls bei Reizmagen. Ich empfehle Ihnen, sich das Öl lieber selbst zu mischen.

Sanddorn-Kernöl wird aufgrund unterschiedlicher Herstellungsverfahren in verschiedenen Qualitäten angeboten. Dass es kalt gepresst und unverdünnt ist, sollte erkennbar sein. Seien Sie also bei der Auswahl kritisch und wählen Sie das Beste für sich und Ihre Gesundheit.

Sonne und Hautschutz

Um sich vor aggressiven Sonnenstrahlen zu schützen, verfügt unsere Haut über spezielle Anpassungs- und Abwehrmechanismen: z.B. die Verdickung der Hornschicht, die Produktion von Melanin, die Aktivierung antioxidativer Moleküle, das Reparatur-System des ADN und die Ausscheidung von Zytoquinen. Obwohl sich unsere Haut ganz gut zur Wehr setzen kann, tun wir gut daran, sie zusätzlich vor Schäden zu bewahren, indem wir ihr die Nährstoffe zur Verfügung stellen, die sie für ihre Aufgaben braucht. Vitamine, wie sie in Sanddorn enthalten sind – Vitamin A/Beta Karotin, Vitamin C und Vitamin E – sind die bekanntesten Spezialwirkstoffe, die Freie Radikale abfangen können. In Begleitung von Flavonoiden, Zink und Magnesium bilden sie einen vollaktiven biologischen Filter, der die Haut vor Umweltschäden wie Ozon, UV-Strahlungen oder Smog schützt.

Die UVA-Strahlen haben eine größere Wellenlänge als die UVB-Strahlen; sie dringen bis tief in die Lederhaut ein. Sie sind hauptverantwortlich für die direkte Pigmentation der Haut. Da sie die Photooxidation der Melanin-Vorläufer bewirken, tritt eine sofortige Bräunung ein, die für die Haut eine kurzfristige, aber nicht unwesentliche Schädigung darstellt. Die Schäden entstehen beispielsweise bei Kollagen und Elastinfasern, die für die Elastizität und Festigkeit der Haut zuständigen Proteine. UVA-Strahlen sind auch mitverantwortlich für Sonnenallergien (medizinisch polymorphe Lichtdermatosen) wie die gutartige Sommerlucitis (LEB), die sich als Ausschlag auf dem Rücken, den Händen oder im Dekolletee zeigt und mit Jucken und Brennen einhergeht. Die sogenannte „Mallorca-Akne" wird häufig durch Zusatzstoffe in Kosmetika oder durch Antibiotikatherapien verursacht. Die innere und äußere Anwendung von Sanddornöl schützt vor Umweltbelastungen und kann Haut- und Schleimhautreizungen auch allergischer Art vermindern.

Infrarote Strahlungen haben eine sehr hohe Wärmeenergie und sind daher für den Wasserverlust der Haut verantwortlich. Deshalb ist es beim oder nach dem Sonnenbad wichtig, reichlich Flüssigkeit, am besten Wasser, zu sich zu nehmen.

UVB-Stahlen dringen weniger tief in die Haut ein, sie sind für die Rötung der Haut verantwortlich. Sie lösen einen Bräunungseffekt aus, indem sich aus der Aminosäure Tyrosin im Inneren der Melanozyten, die in der Basalschicht der Haut liegen, Melanin entwickelt. Alle Unregelmäßigkeiten in der Hautfärbung wie Sommersprossen oder auch krankhafte Abweichungen wie Melanosen hängen mit einer Störung der Melaninbildung zusammen, die durch hormonelle Unregelmäßigkeiten, durch Freie Radikale oder durch zu starke Sonneneinstrahlung verursacht sein können. UVA-Strahlen machen im Gegensatz zu den ultravioletten B-Strahlen auch vor Fensterscheiben nicht halt. Fensterglas kann die UVB-Strahlen bis zu 96,5 % stoppen, jedoch lediglich 15 % der UVA-Strahlen.

Sanddornöl hat reichlich Schutzstoffe und bietet einen natürlichen Lichtschutzfaktor (LSF) von etwa 3-4. Für hochsommerliche Temperaturen oder Urlaub in südlichen Breiten ist dieser LSF allerdings nicht ausreichend. Sanddornöl ist jedoch hervorragend geeignet für die Anwendung nach dem Sonnenbad, indem man es den After-Sun-Produkten hinzufügt. Das pflegt, beugt Faltenbildung vor und heilt die Haut – und als Nebeneffekt bleibt die Sonnenbräune auch noch länger erhalten. Besonders wirkungsvoll ist die innere Anwendung von Sanddornöl, die bereits einige Wochen vor Urlaubsanfang beginnen sollte. Denn dann können die aktiven Schutzstoffe des Sanddorns der Haut helfen, sich auf die intensivere Sonneneinwirkung vorzubereiten.

Sanddorn-Creme

5 g Bienenwachs
15 g natürliches Wollwachs (Lanolin anhydid)
40 g Sonnenblumenöl
40 g Wasser (destilliert)
15 Tropfen Sanddorn-Kernöl

▽ Zubereitung:

Kochen Sie das Wasser einige Minuten. Erwärmen Sie die Fettanteile separat im Wasserbad bei ca. 65°, bis sie geschmolzen sind. Achten Sie darauf, sie nicht zu überhitzen! Anschließend nehmen Sie die Fettanteile von der Herdplatte, verrühren sie miteinander und geben in einem dünnen Strahl nach und nach die Wasserphase hinzu. Dabei kräftig rühren, bis die Masse abkühlt und dabei eine dickliche Konsistenz annimmt. Zum Schluss rühren Sie das Kernöl unter. Wenn Sie auf ätherische Öle nicht allergisch reagieren, können Sie die Creme auch mit 1-2 Tropfen Ihres Lieblingsduftes anreichern. Die fertige Creme in Cremedöschen abfüllen, mit dem Abfülldatum versehen und im Kühlschrank aufbewahren. Die Creme wirkt regulierend und die Haut fühlt sich zart an.

Haarausfall

In der traditionellen asiatischen Volksmedizin finden sich Hinweise, dass Sanddornöl bei Schuppen, trockener und irritierter Kopfhaut sowie bei altersbedingtem oder krankhaftem Haarausfall gute Wirkung zeigt.

Die Haut und somit auch das Haar werden grundsätzlich durch die Stoffe, die wir ihnen zuführen, ernährt. Bei der innerlichen Anwendung von Sanddornöl werden all die vorhandenen Wirkstoffe bis in die Haarwurzeln, ja sogar bis in die Haarspitzen transportiert. Aber auch lokal angewendet kann Sanddorn die Regeneration der Kopfhaut positiv beeinflussen. Ob Sanddorn auch Alopezie (krankhaften Haarausfall) zu stoppen oder zu verlangsamen vermag, ist wissenschaftlich nicht erwiesen; aber einen Versuch ist es immer wert. Geben Sie einfach in Ihr übliches Shampoo auf 100 ml rund 2 ml Sanddornöl.

Es kann passieren, dass das Öl nach dem Einrühren in Cremes oder Shampoos wieder oben auf der Oberfläche schwimmt. Ärgern Sie sich nicht darüber, schütteln Sie einfach das Shampoo vor Gebrauch oder rühren Sie die Creme vor Gebrauch mit einem Spatel um.

Körperpflegeöl

100 ml Basisöl (Mandelöl und/oder Aprikosenöl)

2 ml Sanddornöl oder Sanddornkernöl

Zubereitung:

Verrühren Sie 100 ml Basisöl mit dem Sanddornöl. Fügen Sie noch 5 Tropfen Ihres Lieblingsduftes hinzu; das könnte ätherisches Öl der Orange, der Rose oder von Rosenholz sein.

Massageöl

100 ml Basisöl (z.B. eine Mischung aus Johanniskrautöl mit Olivenöl oder nur Jojobaöl)

2 ml Sanddornöl

5 Tropfen ätherisches Öl

Zubereitung:

Vermischen Sie 100 ml Basisöl mit rund 2 ml Sanddornöl (rund 40 Tropfen) und fügen Sie etwa 5 Tropfen ätherisches Öl darunter. Wählen Sie das ätherische Öl aus Ihren Lieblingsdüften aus oder verwenden Sie ein Öl aus, das bestehende Beschwerden lindern kann. Ätherische Öle sollten Sie immer verdünnt anwenden, pur reizen sie die empfindlichen Schleimhäute. Wenn Sie ätherische Öle kaufen, achten Sie unbedingt darauf, dass Sie naturrein sind; synthetische Öle sind absolut wirkungslos, sie riechen nur ganz gut. Ätherische Öle dagegen sind die Seele einer Pflanze, die mit all ihren Schwingungen Botschaften an das limbische System weiterleitet, – an eine Gehirnregion, in der alle Steuermechanismen des Körpers und der Seele verborgen liegen. Jedes ätherische Öl hat seine ganz individuelle Botschaft, manche regulieren die Hormonausschüttung, andere wirken anregend auf das Herz-Kreislaufsystem, wieder andere beruhigen, wirken schmerzstillend, antibakteriell oder versetzen in euphorische Stimmung.

Bei einem Massageöl zum Verwöhnen nehmen Sie sinnliche Düfte wie Ylang-Ylang und Zeder, Neroli, Jasmin, Lavendel oder bodenständige wie Patchuli mit Sandelholz und Rose. Bei Schmerzen in den Gliedern könnten Sie Cajeput, Zimtrinde oder Rosmarin hinzufügen. Zur Erfrischung eigenen sich Öle wie Pfefferminze, Bergamotte und Limette.

Bei Erkältung haben sich Mischungen mit Thymian, Latschenkiefer und Eukalyptus bewährt.

Heilöl

Dieses Heilöl lindert zahlreiche kleine Verletzungen wie Schürfwunden, leichte Verbrennungen oder trockene, rissige und wunde Hautstellen.

100 ml Johanniskrautöl
40 Tropfen Sanddorn-Fruchtfleischöl
15-20 Tropfen ätherisches Lavendelöl.

Zubereitung:

Alle 3 Öle werden gut miteinander vermischt. Die Haltbarkeit richtet sich nach dem Haltbarkeitsdatum des Basisöls. Öle bewahren wir am besten in Braunglasflaschen auf.

Sanddorn-Gesichtspackung

Trockene, sensible und zu Entzündungen neigende Haut braucht besonders schonende, reizarme Pflege. Sie lechzt im Sommer wegen der Sonneneinwirkung und im Winter wegen der austrocknenden Heizungsluft regelrecht nach zusätzlicher heilender, Feuchtigkeit spendender Pflege.

Sanddornöl

2 - 3 EL Quark
1 TL Sonnenblumen- oder Mandelöl

Zubereitung:

Nehmen Sie den Quark und rühren Sie Sonnenblumen- oder Mandelöl sowie Sanddornöl oder Sanddorn-Kernöl (auf 50 ml etwa 1 ml Sanddornöl) darunter. Tragen Sie diese Masse als Gesichtsmaske auf die gereinigte Haut auf und lassen Sie das Ganze etwa 20 Minuten einwirken. Anschließend waschen Sie alles mit lauwarmem Wasser wieder ab.

Bei fettiger Haut kann zusätzlich ein kleiner Spritzer frischer Zitronensaft unter die Quarkmasse gerührt werden.

Sanddorn-Gesichtsmaske

3 EL Sanddornblätter (oder andere Kräuter wie Hamamelis)
3 EL Heilerde
10 Tropfen Sanddornöl
5 Tropfen Zitronensaft

Zubereitung:

Bereiten Sie zuerst aus den Sanddornblättern wie üblich einen Tee, wobei Sie 1 knappe Tasse Wasser verwenden. Filtern Sie den Tee. Nun rühren Sie die Heilerde mit so viel Tee an, dass ein Brei entsteht, dem Sie das Sanddornöl und den Zitronensaft beifügen. Den Heilerdebrei warm auf das gereinigte Gesicht auftragen, 20 Minuten wirken lassen und lauwarm abspülen.

Diese Maske empfiehlt sich bei fettiger, zu Unreinheiten neigender Haut. Bei trockener und empfindlicher Haut lassen Sie den Zitronensaft weg.

Literaturverzeichnis

Dr. med. O. Bianco: Gesundheitsbuch für die Familie, Bremer Brückenverlag, 1957

Dr. med. U. Böhmig, Dr. med. H.H.v.Wimpffen: Naturnahe Behandlung, Orac Verlag

Enciclopedia, Plantas Medicinales: Jorge D. P.-Roger, Editorial Safeliz, Madrid

Eve Marie Helm: Feld-, Wald- und Wiesen-Kochbuch, Heyne, 1980

Anita Höhne: Heiltees die Wunder wirken, Weltbild Verlag, 1995

Lonicerus; Kreuterbuch, Frankfurt/a.M., 1564

Sylvis Luetjohann: Sanddorn, Windpferd Verlag, 2001

M. Pahlow: Das große Buch der Heilpflanzen, Gräfe und Unzer Verlag

Rita Pilaske, Die verborgenen Heilkräfte unserer Bäume, Midena Verlag, 1998

Dr. med. E. Rauch: Blut- und Säftereinigung, F. Haug-Verlag

F. Scheerer: Die Verwertung unserer Wildfrüchte, Siebeneichen Verlag, Berlin, 1948

Dr. med. E. Schneider: Nutze die Heilkraft unserer Nahrung, Saatkorn Verlag

Rolf Stühmer: Naturheilkunde, Gustav Lübbe Verlag, 1981

Bruno Vonarburg: Natürlich gesund mit Heilpflanzen, F. Haug Verlag, 1996

Klaus P. Waldmann: Lebenskraft tanken mit Weißdorn, Urania-Verlag

Broschüre der Bundeszentrale für gesundheitliche Aufklärung über Herzinfarkt und Risikofaktoren, 1990

Broschüre der Barmer Ersatzkasse: Das Herz

Broschüre der Arzneimittelfirma W. Schwabe: Herz

Stichwortregister

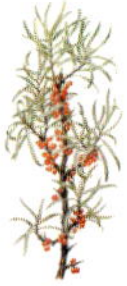

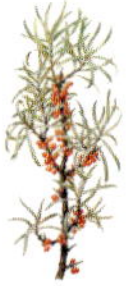